Ahmed Abdelmoumene

Eine allgemeine Gesundheitsbildung als Grundlage zur Etablierung eines neuen Gesundheitswesens

GRIN Verlag

Bibliografische Information der Deutschen Nationalbibliothek:

Die Deutsche Bibliothek verzeichnet diese Publikation in der Deutschen Nationalbibliografie; detaillierte bibliografische Daten sind im Internet über http://dnb.d-nb.de/ abrufbar.

Impressum:

Druck und Bindung: Books on Demand GmbH, Norderstedt Germany
ISBN: 978-3-656-26113-1

Dieses Buch bei GRIN:

http://www.grin.com/de/e-book/199767/eine-allgemeine-gesundheitsbildung-als-grundlage-zur-etablierung-eines

Eine allgemeine Gesundheitsbildung als Grundlage zur Etablierung eines neuen Gesundheitswesens

Inhaltsverzeichnis

1. Die Rolle des Patienten im Gesundheitswesen 3

1.1 Das Abhängigkeitsverhältnis des Patienten zum Arzt 3

1.2 Der Umgang des Arztes mit den Kategorien gesundheitlicher Bedürftigkeit 4

1.3 Die Versprechungen der Medizin und deren Wirkungen auf den Patienten..... 12

2. Gesundheitsbildung als Eckpfeiler eines neuen Gesundheitswesens 16

2.1 Gesundheitsbildung zur Stärkung der Verhandlungsposition von Patienten.... 16

2.2 Individuelle und volkswirtschaftliche Vorteile einer allgemein vorhandenen „Gesundheitskompetenz“ 18

2.3 Das Berufsbild des Pharmareferenten als Vorbild zur Vermittlung von „Gesundheitskompetenz“ 25

2.4 Lehrinhalte zur Vermittlung von „Gesundheitskompetenz“ 27

2.5 Umsetzung der Lehrinhalte anhand des Beispiels „Gesundheitsführerschein“ . 36

3. Zusammenfassung 39

Literaturverzeichnis 43

1. Die Rolle des Patienten im Gesundheitswesen

1.1 Das Abhängigkeitsverhältnis des Patienten zum Arzt

Der sich in Deutschland vollziehende Struktur- und Wertewandel beginnt, wenn auch noch zögerlich, das gesamte Gesundheitswesen zu erfassen. Noch gleicht die vorherrschende Sicht der Interessensgruppen innerhalb des Gesundheitswesens, dem Menschen gegenüber, dem, vom Anthropologen Arnold Gehlen geprägten, Menschenbild des Homo Inermis, der als Mängelwesen einer gewissen Bedürftigkeit unterliegt. Diese Bedürftigkeit entspringt der Tatsache, dass es dem Menschen an grundlegendem medizinischem Basiswissen und somit auch an Kenntnissen der zur Verfügung stehenden therapeutischen Möglichkeiten mangelt.[1]

Infolgedessen ist es dem Laien nur möglich seine gesundheitlichen Bedürfnisse zu stillen, wenn er in Verbindung mit einem Arzt tritt und sich diesem persönlich anvertraut. Das zustande kommende Verhältnis zwischen Arzt und Kunde ist dann durch ein für den Dienstleistungsempfänger nachteiliges Über- Untergeordneten Verhältnis gekennzeichnet, welches auf der Wissenshoheit des Arztes gründet und dem Kunden daher keine Wahl lässt, außer auf die Aussagen des Arztes zu vertrauen. Die Konsequenz daraus ist, dass der Kunde im Gesundheitswesen bisher de facto keine durchsetzbare Verhandlungsposition besitzt und in der Vergangenheit als Endverbraucher, wenn überhaupt, nur indirekt in die Entscheidungsfindung der medizinischen Therapie mit einbezogen wurde.

Überprüfungsmöglichkeiten bereits gestellter Diagnosen und einzuschlagender Behandlungspfade bestehen zwar, im Sinne der Einholung einer ärztlichen Zweitmeinung, werden jedoch in der Regel nur bei besonders kritischen individuellen Entscheidungen in Anspruch genommen, weil sie einen zusätzlichen Zeitaufwand für den Patienten erfordern: So muss der Patient zunächst einen neuen Arzt finden, dem er sich anvertrauen möchte. Anschließend muss, in der Regel, ein Termin vereinbart und der Arzt, während der Sprechstunde, umfassend über das Krankheitsbild informiert werden. Fehlen dem Arzt wichtige Informationen um eine endgültige Diagnose zu stellen, sind, unter Umständen, zusätzliche Untersuchungen (Labor- und/oder gerätegestützte Verfahren) notwendig.

[1] Vgl. Ommerle, M. (2003), S. 43

Dieser gesamte Prozess ist zeitaufwendig und wird in den meisten Fällen vermieden, weil der Kunde die Wahrscheinlichkeit einer Fehldiagnose, aufgrund seines medizinischen Wissensdefizits, nicht einschätzen kann.

Unter ökonomischen Gesichtspunkten macht das Abhängigkeitsverhältnis zwischen Arzt und Kunde durchaus Sinn und ist sogar hochgradig erwünscht: Lässt sich doch auf dieser Grundlage, die primär auf der Wissenshoheit des medizinischen Personals fußt, ein nachhaltiges System (Gesundheitssystem) erschaffen und nachhaltig erhalten, dessen professionelle Akteure (zum Beispiel die Ärzteschaft) dafür sorgen, dass der vorhandene Bedarf nach medizinischer Behandlung gedeckt wird.

1.2 Der Umgang des Arztes mit den Kategorien gesundheitlicher Bedürftigkeit

Hinsichtlich des Abhängigkeitsverhältnisses gegenüber einem Arzt, lässt sich der individuelle Bedarf nach gesundheitlichen Dienstleistungen, im engeren Sinne, in drei Bedürfnisklassen unterteilen: Dem klassischen Bedürfnis nach gesundheitlicher Wiederherstellung, dem Bedürfnis nach gesundheitlicher Erhaltung sowie dem Bedürfnis nach gesundheitlicher Optimierung.

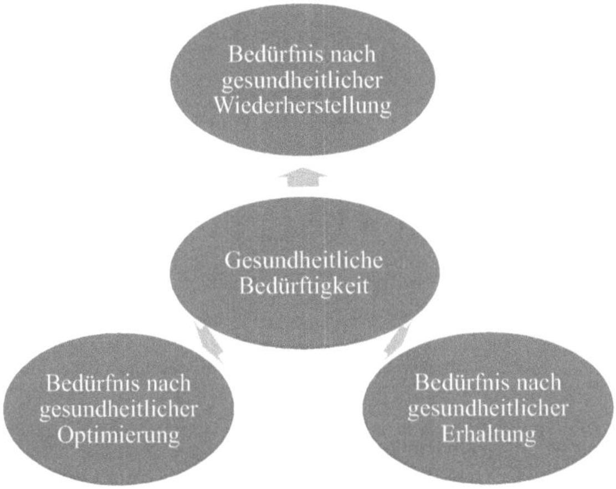

Abbildung 1: Die drei Kategorien gesundheitlicher Bedürftigkeit[2]

Die gesundheitliche Wiederherstellung ist die klassische Form der Medizin, die auch heute noch den Großteil aller Behandlungen ausmacht und versucht den erkrankten Patienten, auf kurativem Wege, entweder zur Gesundheit zurückzuführen oder zumindest dessen aktuellen gesundheitlichen Zustand nicht zu verschlechtern.[3] Diese Bedürfniskategorie ist somit jedem geläufig, der in der Vergangenheit bereits in der einen oder anderen Form gesundheitlich beeinträchtigt war: Um wieder gesund zu werden, sucht der Erkrankte einen Arzt auf, welcher ihn untersucht, eine Diagnose stellt und daraufhin die, aus seiner Sicht, erforderliche Behandlung einleitet. Beispielsweise kann es sein, dass der Mensch sich eine bakterielle Infektion zugezogen hat, die daraufhin vom Arzt mit einer Antibiotika-Therapie beantwortet wird.

Vor dem Hintergrund immer restriktiver und stringenter werdender gesetzlicher Vorgaben, wie sie beispielsweise beim Umgang des Arztes mit seinem, zur Verfügung stehenden, Praxisbudget Anwendung finden, ist der Arzt gezwungen, seine Praxis zunehmend nach wirtschaftlichen Gesichtspunkten zu führen.[4] Diese Vorgehensweise ist zunächst nicht zu verurteilen, trägt doch die Ärzteschaft durch ihr Verordnungsverhalten maßgeblich zur

[2] Eigene Darstellung
[3] Vgl. Steffers, G./Credner, S. (2006), S. 70
[4] Vgl. Börkircher, H. (2004), S. 4

Kostenentwicklung im Gesundheitswesen bei, welches, zu neunzig Prozent, solidarisch finanziert ist.[5]

Trotzdem bleibt an dieser Stelle folgendes festzuhalten: Auffällig an den insgesamt Fünfundzwanzig, seit 1977, in Kraft getretenen Gesetzen im Gesundheitsbereich ist, dass Reformdiskussionen ausschließlich unter Finanzierungs- und Kostensenkungsgesichtspunkten geführt werden[6]: Im Gesundheitswesen sind wir daher heute an einem Punkt angelangt, an dem die Therapiefreiheit des Arztes, im gesetzlichen Krankenversicherungssystem, nur noch theoretisch existiert.

In der Realität zwingt das vom Gesetzgeber vorgegebene Sachleistungsprinzip, welches seine konkrete Anwendung im Wirtschaftlichkeitsgebot des Paragraphen 12, Fünftes Buch Sozialgesetzbuch (SGB V), findet, den Arzt dazu, ausschließlich „wirtschaftliche, ausreichende, notwendige und zweckmäßige“ Leistungen zu veranlassen. Übersetzt bedeutet dies, dass aus Kostengründen eine Rationierung von Gesundheitsleistungen vorgenommen wird, die eine optimale Versorgung des Patienten, nach den heute zur Verfügung stehenden medizinischen Möglichkeiten, nicht zulässt.

Abgesehen von der Tatsache, dass ärztliche Leistungen nur ausreichend sein dürfen, mag eine Rationierung der Gesundheitsleistungen, vor dem Hintergrund stetig wachsender Kosten, durchaus nachvollziehbar sein. Diese Rationierung sollte jedoch dann auch konsequent und ohne Ausnahmen, bei sämtlichen Leistungsempfängern des gesetzlichen Krankenversicherungssystems, Anwendung finden. Dass dies bis heute nicht der Fall ist, belegt die Verpflichtung des einzelnen Arztes dazu, beispielsweise die, zwischen Kassenärztlicher Vereinigung (KV) und den Kostenträgern einmal jährlich in einem Rahmenvertrag festgehaltenen, Generika-Quoten, einzuhalten.

So muss im Jahr 2011 beispielsweise ein im Bundesland Nordrhein praktizierender Allgemeinmediziner insgesamt neunzig von einhundert Patienten, ein günstiges Generikum verordnen oder anders ausgedrückt: Von seinem zur Verfügung stehenden Praxis-Budget darf der Arzt zehn von einhundert Patienten ein innovatives Arzneimittel rezeptieren. Diese zuvor festgelegte Verteilung des Budgets zwingt den Arzt jedes Jahr

[5] Vgl. Ahrens, H. J. (2006), S. 145
[6] Vgl. Maulbecker/ Henke/Wernicke (2009), S. 112

erneut dazu eine Auswahl darüber zu treffen, welcher Patient ein innovatives Arzneimittel erhält und welcher nicht.

Um das ihm zur Verfügung gestellte Praxisbudget, im Rahmen seiner Diabetes-Therapie, einzuhalten und keinen existenzbedrohlichen Regress zu riskieren, teilt der einzelne Arzt, beispielsweise, seine zu behandelnden Typ-2-Diabetiker in verschiedene Gruppen ein, die er sich nach relativ willkürlichen Gesichtspunkten, entsprechend seines subjektiv empfundenen Menschenbildes, zusammensetzt. Exemplarisch soll an dieser Stelle eine Einteilung in drei Gruppen vorgenommen werden: Eine Gruppe besteht aus Diabetikern, die noch am Anfang ihrer Erkrankung stehen und, neben einem geringen Übergewicht, nur leicht erhöhte Zuckerwerte vorweisen, allerdings darum bemüht sind, die Empfehlungen des Arztes im Hinblick auf eine Änderung der Lebens- und Ernährungsgewohnheiten umzusetzen. Demgegenüber besitzen die Personen aus Gruppe Zwei zwar bereits ein deutliches Übergewicht und einen messbar erhöhten Blutzuckerspiegel. Trotzdem nimmt diese Gruppe, im Gegensatz zu Gruppe Eins, die Ratschläge des Mediziners nicht an, was sich in einem unveränderten Lebensstil ausdrückt. Die dritte und letzte Gruppe besteht aus Patienten, die sich im Rentenalter befinden und, wie die zweite Gruppe, bereits unter stark erhöhten Blutzuckerspiegeln leidet.

Zur Wahl seiner Therapie stehen dem behandelnden Arzt zwei Wirkstoffe zur Verfügung: So können Diabetiker im Anfangsstadium, deren eigene Insulinproduktion noch funktioniert beispielsweise mit einem günstigen Generikum der Substanzklasse der Sulfonylharnstoffe (SH) oder mit einem innovativen DPP-4-Inhibitor, den sogenannten Gliptinen, therapiert werden.

Die Wahl für eine dieser Therapien hat folgenschwere Konsequenzen für den Patienten: Während die Behandlung mit Sulfonylharnstoffen (SH) zwar die wesentlich günstigere Alternative darstellt, zwingt sie den Patienten, aufgrund der Überstimulation der Bauchspeicheldrüse, nach einigen Jahren in die Insulinpflicht. Besonders ungünstig wirkt sich für den Patienten dabei der Umstand aus, dass es für einmal insulinpflichtig gewordenen Patienten, keine Rückkehr mehr zu oralen Antidiabetika gibt, weil die Bauchspeicheldrüse zu diesem Zeitpunkt, aufgrund der SH-Therapie, nicht mehr zur Abgabe von körpereigenem Insulin in der Lage ist. Ein weiterer Nachteil für Patienten ist, die erhöhte Wahrscheinlichkeit eine Unterzuckerung (medizinisch: Hypoglykämie) zu erleiden. Diese liegt, bei Einnahme von Sulfonylharnstoffen, bei ungefähr 40 Prozent[7]. Hypoglykämien sind besonders tückisch, weil sie, abhängig von ihrem Ausmaß, zu Krampfanfällen, Schockzuständen, Gehirnschäden und sogar zum Tod führen können.

DPP-4-Hemmer hingegen senken den Blutzucker in vergleichbarem Maße, wie Sulfonylharnstoffe, sind jedoch deutlicher verträglicher: Die Wahrscheinlichkeit eine Hypoglykämie zu erleiden, liegt beim Einsatz von DPP-4-Hemmern, bei circa 3 Prozent.[8] Darüber hinaus besteht ein zusätzlicher Nutzen dieser Substanzklasse für den Patienten darin, dass sie die Funktion der Bauchspeicheldrüse wesentlich länger erhält und eine Insulinpflicht um viele Jahre hinauszögern kann.

Nun stellt sich folgende Frage: Welche Gruppe erhält den Sulfonylharnstoff und welche den innovativen DPP-4-Hemmer? Bleiben wir bei dem im Bundesland Nordrhein praktizierenden Allgemeinmediziner, der eine Generikaquote von 90 Prozent erfüllen muss, ergibt sich bei der Verteilung der Arzneimittel folgendes Bild: Die erste Gruppe erhält das innovative Präparat, also den DPP-4-Hemmer, weil sie den Ratschlägen des Arztes folgt, während den beiden anderen Gruppen das Präparat, wegen ihres beharrlichen Festhaltens am eigenen Standpunkt und der vermeintlichen Unbelehrsamkeit (Gruppe 2) sowie ihres hohen Alters (Gruppe 3), vorenthalten bleibt. Bemerkenswerterweise wird dadurch genau denjenigen das innovative Arzneimittel verwehrt, die es, aufgrund ihres wesentlich fortgeschritteneren Krankheitsverlaufes, am Meisten bräuchten: Die inkonsequente Umsetzung des gesetzlich verankerten Sachleistungsprinzips führt somit, beispielsweise, durch die Etablierung von Generika-Quoten, zu einer gesetzlich verordneten Willkür, die sich letztlich in der Realisierung einer Zwei-Klassen-Medizin niederschlägt.

Der Erhalt der eigenen Gesundheit stellt die zweite Bedürfniskategorie des Kunden dar: Hierunter sind sämtliche Maßnahmen, wie beispielsweise Vorsorgeuntersuchungen, zu verstehen, die der Vorbeugung von Erkrankungen dienen. Aufgrund ihres präventiven Charakters und den damit verbundenen Kosteneinsparungen im Gesundheitssystem, werden Vorsorgeuntersuchungen zunehmend von den gesetzlichen Krankenkassen

---

[7] Vgl. Ärzte Zeitung (2011)
[8] Vgl. Göke, B. et al. (2010)

gefordert, wobei die anfallenden Kosten für die Untersuchungen, bei Vorliegen bestimmter Voraussetzungen, in der Regel, auch von den Kostenträgern übernommen werden.[9]

Der Bereich der Prävention ist ein relativ neues und vielversprechendes Phänomen, das sich bereits seit Anfang des 21. Jahrhunderts in der medizinischen Wissenschaft durchgesetzt und seitdem zunehmend Einzug in die ärztliche Praxis genommen hat. Dabei befindet sich der behandelnde Arzt beim Einsatz präventiver Maßnahmen oftmals in einer paradoxen Situation: Während der Präventionsgedanke auf der Erkenntnis der „Hilfe zur Selbsthilfe" fußt, basiert der traditionelle Ansatz der Medizin auf einem Unter-Übergeordneten-Verhältnis: Soll also dem Patienten mittels präventiver Maßnahmen, wie beispielsweise einer Ernährungsschulung, vermittelt werden, wie er sich gesund ernähren kann um ein drohendes Übergewicht, sowie dessen assoziierten Begleiterkrankungen, wie Bluthochdruck, Fettstoffwechselstörungen und Diabetes, zu vermeiden, läuft der behandelnde Mediziner Gefahr, bei einer entsprechenden Befolgung seitens des Patienten, einen chronisch kranken Kunden zu verlieren, der sein Arzneimittelbudget erhöht[10] und darüber hinaus, durch die Inanspruchnahme regelmäßiger ärztlicher Behandlungen, ein Umsatzgarant für die Praxis darstellt.

Führen wir uns die am schnellsten wachsende Erkrankung der westlichen Welt, den Diabetes mellitus Typ 2, vor Augen, so müssen wir feststellen, dass dessen Fortschreiten in erster Linie auf eine mangelnde Umstellung der Ernährungsgewohnheiten zurückzuführen ist: Schätzungen gehen davon aus, dass zwischen 50 und 80 Prozent aller Diabetiker keinerlei Medikamente bräuchten, wenn sie nach dem Entdecken ihrer Erkrankung konsequent ihre Ernährung umgestellt hätten.[11]

Die Antwort darauf, welchen Behandlungspfad, medikamentöse oder präventive Therapie, es zu beschreiten gilt, fällt der Mediziner auf der Grundlage genau jenes Menschenbildes, welches soeben beschrieben wurde und welches er, während seiner beruflichen Praxis,

[9] Vgl. Stopp, K. (2010), S. 216

[10] Jeder einzelne, vom Arzt dokumentierte, chronisch erkrankte Patient benötigt, aufgrund der zahlreichen Co-Morbiditäten, in der Regel eine Vielzahl von Medikamenten. Dadurch kostet die Therapie eines chronisch kranken Patienten vergleichsweise viel. Diesem Umstand wird dadurch Rechnung getragen, dass der Arzt chronisch Kranke als Praxisbesonderheit geltend machen kann, was faktisch mit einer Erhöhung des Praxis-Budgets einhergeht.

[11] Vgl. Medizininfo (2012)

bestätigt bekommt. Diese Erfahrung des Arztes formt das vorherrschende Menschenbild in der Medizin, welches den Patienten, um beim Beispiel der Diabetes-Therapie zu bleiben, allgemein zu jemanden erklärt, mit dem es keinen Sinn macht in einen Dialog einzutreten, denn wenn man es tut, wird dieser Versuch höchstwahrscheinlich mit mangelnder Einsicht quittiert. Mangelnder Einsicht seitens der Patienten, beispielsweise darüber, eine kalorienreduzierte Umstellung der Ernährung vorzunehmen, weil dies ein zu einschneidender Akt, eine zu wesentliche Einschränkung der individuellen Lebensqualität bedeuten würde. Vor die Wahl gestellt, entscheiden sich betroffene Patienten in den meisten Fällen lieber für Tabletten als für eine Ernährungsumstellung, so der allgemeine Konsens vieler Mediziner, und die Ärzte somit im Gegenzug für einen Monolog statt Dialog.[12]

Aus Sicht der Ärzteschaft macht dieses Vorgehensweise durchaus Sinn, wenn man sich bewusst macht, dass der Arzt der Krankenkasse für jeden einzelnen Patienten eine relativ bescheidene Pauschale in Rechnung stellen darf: Je kürzer also die Verweildauer des Patienten im Sprechzimmer beträgt, desto mehr Patienten kann der Arzt behandeln und infolgedessen verdienen. Je länger er hingegen bei einem Patienten im Sprechzimmer bleibt, umso weniger Umsatz kann er generieren und desto höher sind seine Opportunitätskosten.

Einem Patienten eine individuelle und unter Berücksichtigung seiner Lebensumstände angemessene Ernährungs- und Lebensstilberatung zukommen zu lassen, kostet den therapierenden Arzt unter Umständen doppelt Geld: Zum einen lassen sich durch die zeitintensive Beratung im Sprechzimmer weniger Patienten behandeln, die den Wegfall von abrechenbaren Pauschalen bedeuten würden. Andererseits kann es passieren, dass der Patient nach erfolgreicher Lebensstiländerung gesund wird und somit keiner medizinischer Behandlung mehr bedarf, was bedeutet, dass der Arzt einen Kunden weniger hat.

Ähnlich dem präventiven Ansatz, ist auch das Bedürfnis nach gesundheitlicher Optimierung, ein ebenfalls neuer Trend, der sich jedoch deutlich von den beiden, soeben besprochenen, Ansätzen unterscheidet: Während sich sowohl der Wunsch nach gesundheitlicher Wiederherstellung als auch der nach gesundheitlicher Erhaltung primär

[12] Vgl. Gräber, R. (2008)

aus einem eigenen persönlichen Antrieb heraus ergibt, orientiert sich das Streben nach gesundheitlicher Optimierung in erster Linie am Ziel, den, oftmals durch die Massenmedien vorgegebenen, Erwartungen und Ansprüchen der modernen Leistungsgesellschaft gerecht zu werden.

Der Logik des Homo Inermis folgend scheint der - im materiellen Sinne zu verstehende - Mensch vor dem Hintergrund der Moderne, mit ihrem immer unbeherrschbarer erscheinenden Alltag, nicht mehr zeitgemäß zu sein. Er bedarf daher der Modernisierung. Die gesundheitliche Optimierung ist also der konsequente Schritt des nach Wertschätzung innerhalb der westlichen Gesellschaft strebenden Individuums, die junge, gesunde, gutaussehende und leistungsbereite Individuen fordert.

Eine Möglichkeit sich als männlicher Manager mit einem stressigen Alltag in leitender Position eines mittelständischen Unternehmens oder der Führungsetage eine international agierenden „Global-Players", trotz persönlich sinkender Leistungsfähigkeit, weiterhin der Wertschätzung seines beruflichen und privaten Umfeldes sicher zu sein, kann beispielsweise die Applikation von Testosteron sein: Das, durch starke körperliche und seelische Belastungen, verringerte Sexualhormon, kann durch dieses „Upgrade" somit wieder erhöht und infolgedessen, die individuelle Leistungsbereitschaft heraufgesetzt werden. Das Einzige, was der Manager benötigt ist ein Anti-Aging-Spezialist[13] in seiner Nähe und ein wenig Geld um die Rechnungen für das Ausstellen des Privatrezeptes und des Testosterons zu bezahlen.

Aus medizinischer Sicht spricht grundsätzlich nichts dagegen etwas zu substituieren, das ohnehin da sein sollte, jedoch sei an dieser Stelle die Frage erlaubt, ob für diese Manager nicht zunächst einmal eine Lebensstiländerung mit einem individuellen Lebensstilkonzept angebrachter wäre, bevor man sie in einem der, laut Friedrich Jockenhövel, Internist und Endokrinologe der Universitätsklinik Köln, „derzeit größten nicht genehmigten Menschenversuche" einschreibt. Hintergrund der Aussage ist die Tatsache, dass derzeit

---

[13] Die German Society of Anti-Aging Medicine e.V. (GSAAM) weist auf ihrer Homepage über 1.000 Mitglieder aus. Eine Suche über die von Jenapharm, dem Hersteller eines Testosteron-Gels, gesponsorte Seite www.maenneraerzte.info, ergibt knapp 2.000 Ärzte.

keine Langzeitdaten über die Therapie mit Testosteron, die über eine Studiendauer von Drei Jahren hinausgehen, existieren.[14]

Um vor der modischen Hormontherapie, die in Deutschland unter dem bereits erwähnten Begriff „Anti-Aging“ bekannt ist und, neben einer Gabe von Sexualhormonen, auch die Injektion von Wachstumshormonen inkludiert, veröffentlicht das „National Institute on Aging“ in den USA regelmäßig Warnhinweise zur Therapie mit den modischen Hormonen, wobei sich Stichworte, wie beispielsweise Schlaganfall, Krebsgefahr, Leberschäden, Barthaare bei Frauen und Embolien wiederfinden.[15]

Das Menschenbild des zu optimierenden Menschen hat eindeutig auch Einzug in die Köpfe von einigen Medizinern gehalten, die durch unkritische Verordnungen von Sexualhormonen einen Beitrag dazu leisten, das Leben und die Lebensqualität von Menschen zu gefährden, denen die Ausmaße ihres Handelns, durch einen Mangel an medizinischer Bildung, nicht bewusst ist.

1.3 Die Versprechungen der Medizin und deren Wirkungen auf den Patienten

Das heutige Gesundheitswesen macht seinen Kunden, analog der soeben aufgeführten Bedürfniskategorien, zahlreiche Versprechen, von denen an dieser Stelle exemplarisch Drei aufgezählt werden sollen.

Das erste Versprechen lautet wie folgt: „Erkrankungen, gleichgültig wie schwer sie auch sein mögen, sind mit medizinischen oder pharmakologischen Therapien heilbar. Bei schweren Erkrankungen bestehe somit die Einzige Herausforderung noch darin, den Gendefekt bzw. das verantwortliche Gen, das die Erkrankung hervorruft, zu isolieren und eine geeignet Therapie zu entwickeln.“

Dieses Versprechen sozialisiert die Patienten daraufhin, auch bei kleinen Erkrankungen, wie beispielsweise Erkältungen, unmittelbar ärztliche Hilfe aufzusuchen. Häufig werden neben dem Arzt auch Bekannte und Freunde konsultiert um sich eine Empfehlung über

---

[14] Vgl. Miketta, G. (2001)
[15] Vgl. Miketta, G. (2001)

geeignete Medikamente einzuholen, die dann in der Apotheke gekauft werden. Gemäß dem Motto „Für jede Krankheit ist ein Kraut gewachsen" therapieren sich heutzutage unzählige Menschen mit diversen freiverkäuflichen Medikamenten selbst: Sei es Baldrian bei Prüfungsangst, Aspirin® bei den kleinsten Anzeichen von Kopfschmerzen oder Voltaren®-Tabletten bei leichten Unannehmlichkeiten im Hüftbereich nach dem morgendlichen Waldlauf.

Die Gefahr, die diesem Verhalten innewohnt besteht darin, dass einerseits eine "Medikalisierung" des Lebens stattfindet, welches den Menschen dazu verleitet stets den leichtesten Weg, beziehungsweise den Weg des geringsten Widerstandes einzuschlagen. Wozu leichte Kopfschmerzen ertragen, wenn es dagegen eine Tablette gibt, die diese Unannehmlichkeiten ausräumt? Andererseits befindet sich der Mensch in einem Zustand der Abhängigkeit und Ohnmacht, die dem eines süchtigen Rauchers gleicht: So wie der Raucher in bestimmten Situationen rauchen muss, so gewöhnt sich auch der Einzelne, beispielsweise an die Einnahme von Aspirin® bei Kopfschmerzen. Beiden ist auch gemein, dass Sie in einer Ohnmachtssituation stecken: Was sollen diese Menschen nur tun, wenn ihre "Droge" aus irgendwelchen Gründen nicht mehr zur Verfügung steht?

Das zweite Versprechen der Medizin besagt, dass die Dauer des Lebens, mit seinem Alterungsprozess, potentiell nicht an Grenzen gebunden und somit grundsätzlich ausdehnbar ist.[16]

Als Antwort auf dieses Versprechen hat sich beispielsweise die Anti-Aging-Bewegung, als eigenständige Wissenschaftsdisziplin, zunächst in Amerika und mit zeitlicher Verzögerung auch in Europa, entwickelt und etabliert. Das erklärte Ziel der Anti-Aging-Maßnahmen ist es, natürliche Alterungsprozesse in ihrer Progression einzuschränken oder gar umzukehren.[17] Der Hintergrund dieser Bemühungen speist sich aus einer These der Altersforschung, die besagt, dass die genetische Ausstattung des Menschen ihm erlaube, mindestens 120 Jahre alt zu werden.

Um dieses Ziel eines möglichst langen Lebens zu erreichen, wird bei einem ganzheitlichen Anti-Aging-Ansatz zunächst der Gesundheitszustand des Patienten ausführlich

[16] Vgl. Gronemeyer (1993)
[17] Vgl. Lacina, K. (2009), S. 91

dokumentiert: Diese Untersuchung beinhaltet, neben der Feststellung des biologischen Alters, auch einen Hormon- und Blutstatus. Anschließend wird ein individueller Behandlungsplan aufgestellt, der neben einem ausgewogenen Ernährungsplan, Bewegung und dem positiven Umgang mit Stress, auch die Gabe von Vitaminen, Mineralstoffen und vor allem, Hormonen (Testosteron bei Männern, Östrogen bei Frauen sowie Wachstumshormon bei beiden Geschlechtern) beinhaltet.

Der verlockenden Aussicht auf ein langes und unbeschwertes Leben steht jedoch entgegen, dass keinerlei Langzeitergebnisse darüber vorliegen, wie sich die Anti-Aging-Maßnahmen, und hierbei insbesondere deren Hormonersatz-Therapie, auf die Gesundheit und die Langlebigkeit der Menschen auswirkt. Trotzdem schreitet die Akzeptanz von Anti-Aging voran, so dass die Abnahme der Wachstumshormonausschüttung mit steigendem Alter, seitens der amerikanischen Wissenschaft, mittlerweile nicht mehr als natürlicher Alterungsprozess, sondern vielmehr als Erkrankung, dem sogenannten „Somatotropin defiziens Syndrom“ (SDS), definiert wird.

Das Dritte Versprechen der Medizin ist ein warnender Appell an die Allgemeinheit und hebt hervor, dass Mediziner als Einzige die Befähigung besitzen zu definieren, welche Symptome bei einem Menschen als Krankheit anzusehen sind.

In Deutschland dürfen ausschließlich Mediziner Symptome von Erkrankten deuten und Diagnosen stellen, die daraufhin unter Umständen eine medizinische Intervention, beispielsweise durch die Gabe von Arzneimitteln, erforderlich machen: Um eine Entscheidung darüber zu treffen, was als pathologisch gilt und was nicht, orientieren sich Ärzte in der Regel an Leitlinien, die von medizinischen Fachgesellschaften herausgegeben werden. So liegt der Grenzwert eines zu hohen Blutzuckers, des sogenannten HbA-1C-Wertes, laut der Deutschen Diabetes Gesellschaft (DDG) bei 6,5 Prozent.[18] Das bedeutet, dass ein Wert ab 6,5 Prozent oder höher, medikamentös behandelt werden sollte um Folgeschäden, wie beispielsweise Herzinfarkte oder Schlaganfälle, zu vermeiden.

So individuell, wie der Mensch und seine Physiologie ist, sollte auch eine entsprechende medikamentöse Therapie sein, wovon wir heute jedoch noch weit entfernt sind. Ursächlich

[18] Quester, W./Tschöpe, D. (2007), S. 352

dafür ist das in der Medizin vorherrschende Denkmuster. Im Fall der Interpretation bestimmter Laborwerte besagt dieses Denkmuster, dass es einen Standardwert gibt, der eingehalten werden muss: So ist ein Blutzuckerwert mit einem HbA-1C von über 6,5 Prozent als pathologisch einzustufen und folgerichtig medikamentös zu behandeln. Individuelle Einflussgrößen, wie beispielsweise ein stressiger Arbeitsalltag und familiäre Probleme werden seitens der Ärzteschaft häufig ausgeblendet und in ihren Auswirkungen auf den Gesundheitszustand des Patienten weitgehend unterschätzt. Auch weitere Gründe, wie beispielsweise die bestehende Dauer eines unbehandelten Diabetes, das Alter, die Familienhistorie und andere im Labor nachweisbare Risikofaktoren des Patienten, spielen eine wichtige Rolle bei der Festlegung des individuell optimalen HbA-1C-Wertes.

Dabei ist die enorme Bedeutung einer individuelle Therapie unter Medizinern kein Geheimnis: So findet sich in der Zusammenfassung einer Onlineausgabe des Ärztemagazins, mit dem Titel „DFP-Allgemeinmedizin: Typ-2-Diabetes Makrovaskuläre Komplikationen", folgendes Zitat: „Zusammenfassend lasst sich also anhand dieser Datenlage sagen, dass eine frühe Einstellung von Typ-2-Diabetikern auf nahe normale Werte (HbA1c ≤ 6,5 Prozent, bzw. im Einzelfall ≤ 7 Prozent) langfristig das Risiko makro- und auch mikrovaskularer Komplikationen senkt – aber unter Umständen das Hypoglykämierisiko erhöht. Andere Patientengruppen benötigen jedoch auch andere, individuelle Therapieziele." Weiterhin heißt es: „So sollten Diabetiker mit langer Krankheitsdauer und schlechter Einstellung nicht auf zu niedrige HbA1c-Werte eingestellt werden, vor allem nicht um den Preis einer höheren Hypoglykämierate; Ähnliches gilt auch für alte Patienten. Außerdem spielen andere Risikofaktoren wie die Hyperlipidämie, Hypertonie und Rauchen für makrovaskulare Komplikationen, auch bei Diabetikern, eine wesentliche Rolle und sollten daher entsprechend behandelt werden."[19]

Ein fester Interventionswert erleichtert dem Mediziner zwar die Therapie, trägt jedoch offensichtlich der Komplexität und Ursache einer Erkrankung nicht genügend Rechnung. Feste Werte, wie sie in medizinischen Leitlinien zuhauf zu finden sind, können daher nur Richtwerte sein, die dem Arzt dabei helfen können, den Patienten auf gesundheitliche Risiken aufmerksam zu machen. Auf dieser Grundlage können Mediziner und Patient,

[19] Vgl. Ärztemagazin (2011)

Auslöser einer sich anbahnenden oder bereits vorhandenen Erkrankung identifizieren und individuelle Maßnahmen zur gesundheitlichen Wiederherstellung ergreifen.

Einen besonderen Stellenwert bei der Festlegung einer geeigneten, individuellen Therapie, nimmt hierbei der gemeinsame Dialog zwischen Arzt und Patient ein, denn insbesondere die bisherige, alleinige Entscheidungsgewalt des Arztes über die einzuschlagende Therapie hat eine folgenschwere Wirkung, die sich unter anderem auf die Therapietreue der Patienten einerseits, und der Kostenentwicklung im Gesundheitswesen andererseits, negativ auswirkt: Das mangelnde Mitspracherecht des Patienten bei der Therapie und dessen Entmündigung führt dazu, dass er seine Medikamente nur unregelmäßig einnimmt. Dadurch verschlimmern sich bereits bestehende Erkrankungen, die dann im Laufe der Zeit zu weiteren Folgeerkrankungen führen. So liegt beispielsweise die Anzahl der dialysepflichtigen Typ-2-Diabetiker, je nach Bundesland, zwischen 40 und 50 Prozent.[20] Von anderen Folgeerkrankungen, wie Retinopathien, Herzinfarkten und diabetischem Fuß ganz zu Schweigen.

Das Auftreten dieser Folgeerkrankungen führt zum Bedarf von rehabilitativen Nachsorgemaßnahmen und weiteren Arzneimitteln, die die Kosten im Gesundheitswesen exponentiell steigen lassen. Vor dem Hintergrund der wachsenden Anzahl von chronisch kranken Menschen im Allgemeinen und Diabetikern im Besonderen, kann auf dieser Basis keine gute Prognose für die Kostenentwicklung des deutschen Gesundheitswesens ausgestellt werden.

2. Gesundheitsbildung als Eckpfeiler eines neuen Gesundheitswesens

2.1 Gesundheitsbildung zur Stärkung der Verhandlungsposition von Patienten

Die Grundlage für ein Gesundheitswesen des 21. Jahrhunderts ist die Emanzipation des Patienten aus seiner selbst verschuldeten Unmündigkeit. Solange der Mensch und potentielle Patient nicht ansatzweise auf einer Augenhöhe mit dem Arzt über seine Erkrankung und die entsprechenden medizinischen Interventionsmöglichkeiten sprechen

[20] Vgl. Sperschneider, H. (2008), S. 97

kann, solange er nicht in der Lage ist, die sich ihm angebotenen Therapieoptionen gegeneinander abzuwägen und solange er nicht die konkrete Motivlage des Arztes, beispielsweise im Hinblick auf die Verordnung eines bestimmten Medikaments kennt oder zumindest einschätzen kann, wird er in seiner Unmündigkeit verhaftet bleiben.

Um diese Unmündigkeit zu überwinden ist es daher zwingend erforderlich, dem Menschen auf breiter Basis Zugang zu einer Allgemeinbildung zu gewähren, die darauf abzielt eine Art von „Gesundheitskompetenz" zu entwickeln, die ihn letztlich dazu befähigt selbstbestimmt und eigenverantwortlich Entscheidungen über die Wiederherstellung, den Erhalt oder die Verbesserung seines persönlichen Gesundheitszustandes zu treffen, diese im Dialog mit dem behandelnden Arzt zu besprechen und daraufhin einzuleiten. Der Arzt muss in seiner künftigen Rolle daher eher als beratender Stab und Coach auftreten und nicht wie heute, als, mehr oder weniger offensichtlich, alleinige Entscheidungsinstanz für die Wahl für oder gegen eine bestimmte Therapie.

Andererseits reicht die Vermittlung medizinischer Kenntnisse, vor dem Hintergrund eines bereits komplizierten und komplexer werdenden Gebildes, wie es das Gesundheitswesen darstellt, nicht mehr aus: Vielmehr muss dem Menschen, neben medizinischen Basiskenntnissen, auch der Umgang mit dem Sub-System Gesundheitswesen vermittelt werden um ihn in die Lage zu versetzen, das bestehende Geflecht der einzelnen Akteure und deren Interessen zu erkennen und zu verstehen. Nur auf diese Weise kann es gelingen, dass der Bürger eine selbstbewusste und ernstzunehmende Verhandlungsposition gegenüber den im Gesundheitswesen tätigen Interessensgruppen einnehmen, und sich somit für die Durchsetzung seiner individuellen Interessen einsetzen kann.

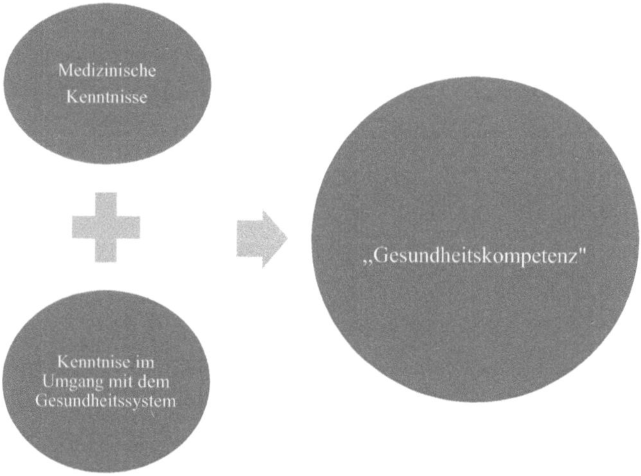

Abbildung 2: Die wesentlichen Wissensquellen zum Erwerb von „Gesundheitskompetenz“[21]

2.2 Individuelle und volkswirtschaftliche Vorteile einer allgemein vorhandenen „Gesundheitskompetenz“

Die Vorzüge eines mit „Gesundheitskompetenz“ ausgestatteten Patienten, der die endgültige Entscheidung darüber trifft, welche Therapie er wählt hat vor allem vier entscheidende Vorteile:

1. *Förderung des Menschen zur selbstbestimmten Entwicklung der eigenen Gesundheit*

Der heutzutage in Deutschland lebende Bürger möchte in Selbstbestimmung für seine Gesundheit sorgen. Er möchte nicht weiter in einer Position verharren, in der er sich als jemanden versteht, den es zu versorgen gilt. Dieser Wunsch des Patienten erfordert jedoch eine Änderung des im Gesundheitswesen antiquiert-herrschenden Menschenbildes vom hilfsbedürftigen und zu verwaltenden Menschen, in Richtung des souveränen Kunden. Um sich souverän im Bereich des medizinischen Gespräches oder des Gesundheitssystems zu

[21] Eigene Darstellung

bewegen und somit zu einem kompetenten und ernstzunehmenden Gesprächspartner zu werden, sind grundlegende Kenntnisse über die Themen und Inhalte notwendig, wie sie im folgenden Abschnitt vorgeschlagen werden.

Die neu erworbene medizinische und gesundheitssystemische Bildung des Bürgers hat jedoch, neben der Etablierung einer starken Verhandlungsposition, noch einen weiteren Vorteil: Es erlaubt ihm nämlich, sich von einer pathogenetischen Ebene zu lösen und eine salutogenetische Perspektive einzunehmen. Demnach erlaubt die erworbene Gesundheitskompetenz dem Bürger zu erkennen, dass Krankheiten keine isoliert auftretende Störungen sind, die, nach ihrem Eintreten, genauso gut isoliert diagnostiziert und anschließend selektiv bekämpft werden können. Vielmehr hängen Krankheit und Gesundheit von der gesamten Lebensführung ab, die, naturgemäß, soziale und psychische Faktoren mit einbezieht.

Vor allem die salutogenetische Perspektive ist die Voraussetzung dafür, dass die nachfolgenden, mit „Gesundheitskompetenz“ assoziierten Vorteile, insbesondere die einer verbesserten Therapietreue der Patienten, eine realistische Chance haben.

2. *Erhalt der individuellen Lebensqualität durch erhöhte Therapietreue*

Der Patient entscheidet, in Absprache mit seinem Arzt, eigenverantwortlich über den einzuschlagenden Therapiepfad und kann sich dadurch wesentlich besser mit dem Therapieziel identifizieren: Die Wahrscheinlichkeit, dass ein Patient die therapeutisch eingeleiteten Maßnahmen, für die er sich selbst bewusst entschieden hat, vernachlässigt, ist somit äußerst gering. Infolgedessen wird ein Patient, der beispielsweise einen Herzinfarkt erlitten hat und daher täglich fünf Arzneimittel einnehmen muss, diese mit großer Wahrscheinlichkeit auch einnehmen. Die regelmäßige Einnahme der Medikation, fördert einen stabilen Gesundheitsstatus und reduziert wiederum das Auftreten von Folgeschäden. In Summe erhöht der Patient somit die Wahrscheinlichkeit sich eine bestimmte Lebensqualität über einen möglichst langen Zeitraum zu bewahren.

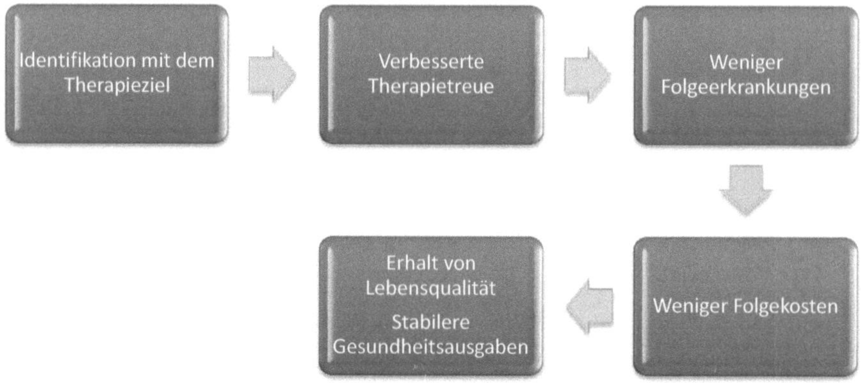
Identifikation mit dem Therapieziel
Verbesserte Therapietreue
Weniger Folgeerkrankungen
Weniger Folgekosten
Erhalt von Lebensqualität
Stabilere Gesundheitsausgaben

Abbildung 3: Auswirkungen einer Identifikation des Patienten mit seinem Therapieziel[22]

3. Sinkende volkswirtschaftliche Gesundheitsausgaben

Wie bereits erwähnt werden, durch die regelmäßige und bestimmungsgemäße Einnahme verordneter Arzneimittel, neben dem Erhalt der individuellen Lebensqualität, Folgeerkrankungen vermieden oder zumindest in ihre Progression verlangsamt. Weniger Folgeerkrankungen bedeuten andererseits einen geringeren bis gar keinen Bedarf an zusätzlichen Arzneimitteln, was wiederum zu stabilen oder gar sinkenden Medikamentenausgaben führt.

Um eine Vorstellung darüber zu bekommen, wie hoch die aufgrund mangelnder Therapietreue verursachten Kosten im deutschen Gesundheitssystem tatsächlich sind, sei an dieser Stelle auf die Berechnungen in zahlreichen gesundheitsökonomischen Veröffentlichungen sowie der Bundesvereinigung Deutscher Apothekenverbände (ABDA) verwiesen, die davon ausgehen, dass die Non-Compliance jährlich ein Kostenvolumen von 10 Milliarden Euro umfasst.[23] Zum Vergleich: Die gesamten Arzneimittelkosten lagen

[22] Eigene Darstellung

[23] Eine Metaanalyse, der die genannten Zahlen entnommen sind: Gräf, M., Die volkswirtschaftlichen Kosten der Non-Compliance; Schriften zur Gesundheitsökonomie Bd. 56, Bayreuth 2007.

im Jahr 2010 bei 25,6 Milliarden Euro[24], das heißt eine Ausschöpfung des Einsparpotentials, das sich aufgrund der mangelnden Therapietreue ergibt, könnte zu einer Reduktion der Arzneimittelausgaben um nahezu 40 Prozent führen.

Vor dem Hintergrund der demographischen Entwicklung in Deutschland, werden die Auswirkungen der Therapietreue auf die gegenwärtigen und zukünftigen Arzneimittelausgaben besonders deutlich: Sind im Jahr 2008 insgesamt 39 Prozent der deutschen Bevölkerung über 50 Jahre alt, so erwartet das Bundesministerium des Innern eine Erhöhung dieses Bevölkerungsanteils auf 47 Prozent im Jahre 2020 und 51 Prozent im Jahre 2060. Dabei spielt sich die demographische Entwicklung vor dem Hintergrund einer sinkenden Gesamtbevölkerungszahl ab.[25]

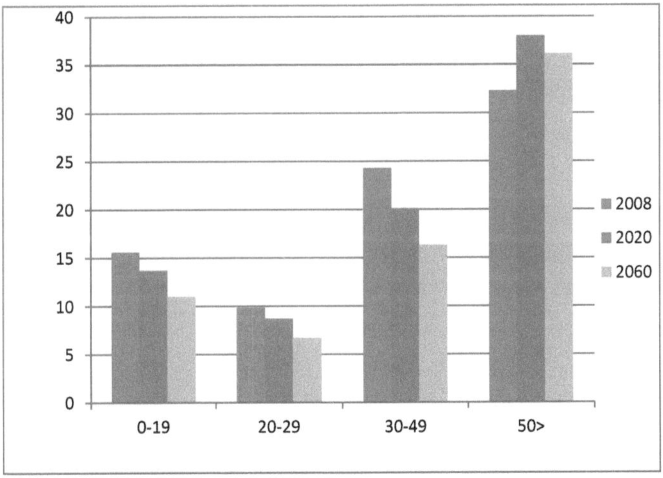

Abbildung 4: Demographische Bevölkerungsentwicklung bis 2060[26]

Nun ist eine mangelnde Therapietreue seitens des Patienten unter der Ärzteschaft wahrlich nichts Neues und seit langem bekannt, doch zeigt sich, dass die reine Benennung des Problems ohne die Dokumentation repräsentativer Untersuchen mit konkreten Fallzahlen und entsprechenden Kosten scheinbar keine Resonanz bei Medizinern, Apothekern oder der Politik findet. Zwar existiert eine Vielzahl an Studien zur Therapietreue von Patienten,

[24] Vgl. Die forschenden Pharma-Unternehmen (2011)
[25] Vgl. Statistisches Bundesamt (2009), S. 40
[26] Eigene Darstellung

insbesondere bei den chronischen Erkrankungen, wie zum Beispiel Bluthochdruck. Jedoch scheitert deren Aussagekraft gegenüber der Fachkreise und Politik in der Regel daran, dass alle unternommenen Studien ein relativ kleines Patientenkollektiv betrachten. Ein Beispiel: Zieht man die 25 Millionen existierenden Bluthochdruckpatienten in Deutschland in Betracht, so liegt der bisher größte gemessene Anteil der Patienten, die in einer Studie auf ihre Therapietreue untersucht wurden, bei etwas mehr als tausend Patienten.[27]

Dennoch können die Zahlen bisher erbrachter Untersuchungen zur Therapietreue von Patienten Tendenzen aufzeigen: So deuten Studien darauf hin, dass, im Durchschnitt, zwischen 35 und 40 Prozent aller vom Arzt verordneten Arzneimittel vom Patienten nicht eingenommen werden.[28] Bei Bluthochdruckpatienten liegt die Non-Compliance sogar zwischen 50 und 80 Prozent.[29]

Um das Problem der mangelnden Therapietreue zu lösen, bedarf es gemeinsamer Anstrengungen aus Politik, Ärzte- und Apothekerschaft, wobei der Schwerpunkt in zwei Bereichen gelegt werden sollte: Zum einen gilt es, mittels eines umfassenden ökonomisch-statistischen Modells eine solide Datengrundlage zu erarbeiten, um Zahlen darüber zu erhalten, wie hoch (oder niedrig) sich die tatsächliche Therapietreue der Patienten insgesamt, und in den einzelnen Therapiegebieten (zum Beispiel Bluthochdruck, Diabetes et cetera) darstellt. Andererseits muss eine der künftigen Hauptaufgaben des medizinischen Personals darin bestehen, Patienten noch stärker als bisher pro aktiv und vor allem kontinuierlich, an die individuellen sowie volkswirtschaftlichen Folgen einer mangelnden Therapietreue zu erinnern. Dabei sollte die Aufklärung des Patienten über den enormen Stellenwert von Therapietreue idealerweise mit Unterstützung der Politik geschehen, die beispielsweise durch regelmäßige Anzeigenschaltungen im Fernsehen oder in Zeitschriften für das Thema sensibilisieren und somit für eine erhöhte Aufmerksamkeit und bessere Memorisierung sorgen kann.

Grundsätzlich stellt sich hierbei natürlich die Frage nach der Finanzierung, die im Falle der Therapietreue eine rein rhetorische ist, denn das deutsche Gesundheitswesen kann sich eine noch schlechtere Therapietreue einfach nicht leisten. Selbst, wenn die Compliance der

[27] Vgl. Bluthochdruck.de (2010)
[28] Vgl. Partridge, A. H. et al. (2002), S. 652-661
[29] Vgl. Schäfer, C. (2011), S. 32

Patienten dieselbe bliebe wie bisher, wird sich diese in Zukunft, aufgrund der demographischen Entwicklung, in enorme zusätzliche Kosten nieder schlagen: Gehen wir von den bereits erwähnten und konservativ berechneten Gesamtkosten von 10 Milliarden Euro für mangelnde Therapietreue aus, so würde deren Verschlechterung um drei Prozent zu Folgekosten in Höhe von 300 Millionen Euro führen. Interessanterweise hatte sich das Bundesministerium für Gesundheit im Jahre 2008, mit der Ausschreibung sämtlicher Rabattverträge in Deutschland, die Einsparung genau jener Summe erhofft.[30]

4. *Reduktion der durch vermeidbare Medikamentenfehler verursachten Todesfälle*

Der Wertewandel in Deutschland hat eine Wissensgesellschaft entstehen lassen, in der die Bürger zunehmend verstehen möchten, warum sich der behandelnde Arzt beispielsweise für die Verordnung eines bestimmten Arzneimittels oder einer bestimmten Therapie entscheidet. Da sich der Arzt in der Regel nicht ausreichend Zeit nehmen kann um jedem Patienten diese Fragen zu beantworten, beschafft sich dieser die erforderlichen Informationen entweder über eine Internetrecherche oder fragt Familienangehörige, Bekannte und Freunde.[31]

Die Gefahr bei dieser Art des "Selbststudiums", liegt darin, dass eine kritische Auseinandersetzung seitens des Laien, aufgrund des mangelhaft ausgeprägten medizinischen und pharmakotherapeutischen Hintergrundwissens, nicht möglich ist. Auch werden oftmals Fragen von Laien in Online-Portalen eingestellt, die wiederum von anderen Laien beantwortet und kommentiert werden. Dieser Austausch von Meinungen und Erfahrungen ist grundsätzlich nicht zu verurteilen, sorgt jedoch, aufgrund der nicht vorhandenen Fachkenntnisse aller Beteiligten, für Verunsicherung, Irreführung oder im schlimmsten Fall, zu ernsthaften gesundheitlichen Schäden bis hin zum Tod.

Ein Beispiel, das uns die (potentiell) folgenschweren Konsequenzen, welche mit einer eigenmächtigen Einnahme von Arzneimittel verbunden sind demonstriert, ist der Lipobay®-Skandal des Jahres 2001, bei dem offiziell, weltweit, insgesamt über Hundert Menschen starben.[32]

---

[30] Vgl. Pharmazeutische Zeitung online (2011)
[31] Vgl. Stadtler, M. (2006), S. 14
[32] Vgl. Lütgert, C. (2003), S. 94

Begleitet durch umfangreiche und kostenintensive Werbekampagnen wurde im Jahr 1998 das blutfettsenkende Produkt Lipobay® (Wirkstoff: Cerivastatin) von Bayer in den USA eingeführt. Dabei gelang es Bayer das Produkt innerhalb von drei Jahren zu einem Blockbuster, mit einem weltweiten Umsatz von über einer Milliarden Euro Umsatz, zu entwickeln.[33]

Kurz nach Erreichen des Blockbuster-Status im Jahre 2001, wurde bekannt, dass zahlreiche Todesfälle auf die Einnahme von Lipobay® zurückzuführen waren. Dabei war es nicht Lipobay® allein, dass eine Zerstörung von Muskelgewebe und dadurch bedingt, den Tod durch Nierenversagen hervorrief: Vielmehr war es die, eigenmächtig durch Konsumenten initiierte, Kombination von Lipobay® mit einem weiteren lipidsenkenden Mittel, das den Wirkstoff „Gemfibrozil" beinhaltete. Besonders erwähnenswert ist hierbei die Tatsache, dass die Patienten, ihrer Lipobay®-Therapie, ohne Wissen des Arztes, ein zweites Arzneimittel hinzufügten und dies, trotz expliziter Warnhinweise im Beipackzettel. Ein weiteres Beispiel, welche Konsequenzen die unsachgemäße Einnahme von Arzneimitteln haben kann, offenbart das Institut für klinische Pharmakologie an der medizinischen Hochschule Hannover, laut deren Berechnungen, jährlich, bis zu 58.000 Menschen, in internistischen Krankenhaus-Abteilungen, an unerwünschten Arzneimittel-Zwischenfällen versterben. Davon entstehen circa 29.000 Todesfälle durch vermeidbare Medikamentenfehler.[34] Zum Vergleich: Bei der gefürchteten Bedrohung Verkehrsunfall starben im Jahre 2010 laut dem statistischen Bundesamt, 3.657 Menschen auf deutschen Straßen.[35]

Im Ergebnis lässt sich festhalten, dass die Kenntnis über die sachgemäße Anwendung und Wirkungsweise bestimmter Arzneimittel, Patienten in die Lage versetzt, ein besseres Verständnis für ihre Erkrankung und die jeweilige Therapie zu erhalten. Sie können sich dadurch kritischer mit Informationen Dritter auseinandersetzen, Arzneimittelrisiken besser antizipieren und mit ihrem Wissen dazu beitragen, Medikamentenfehler zu reduzieren oder zumindest zu vermeiden.

---

[33] Vgl. Vitols, S. (2003), S. 217

[34] Vgl. 3. Schnurrer JU, Frölich JC: Zur Häufigkeit und Vermeidbarkeit von tödlichen unerwünschten Arzneimittelwirkungen. *Internist* (Berl). 2003 Jul;44(7):889-95 (Medline).

[35] Vgl. Statistisches Bundesamt Deutschland (2011a)

Die vorangegangenen Abschnitte und nicht zuletzt der exemplarisch angeführte Lipobay®-Skandal machen deutlich, wie wichtig die Einführung einer allgemein ausgerichteten, gesundheitlichen Grundausbildung aus individueller, gesellschaftlicher und wirtschaftspolitischer Sicht ist.

2.3 Das Berufsbild des Pharmareferenten als Vorbild zur Vermittlung von „Gesundheitskompetenz“

Pharmareferenten sind angestellte Vertriebsmitarbeiter im Außendienst, die in ihrer Funktion Ärzte im niedergelassenen und klinischen Bereich besuchen um mit ihnen über die Arzneimittelspezialitäten des pharmazeutischen Unternehmens zu sprechen. Dabei informieren, beraten und diskutieren Pharmareferenten die Wirkweise, mögliche Einsatzgebiete sowie Neben- und Wechselwirkungspotentiale der Substanzen mit ihren Kunden. Zudem werden, neben neuen Studienergebnissen, Zulassungsänderungen und innovativen Therapieansätzen, auch aktuelle gesundheitspolitische Themen aufgegriffen, die für Ärzte Relevanz haben.[36]

Pharmareferenten werden seitens der Ärzte kostenlos, und zumindest im niedergelassenen Bereich, meistens ohne Termin empfangen. Im Gegenzug erwartet die Ärzteschaft einen Austausch, der ihnen einen Mehrwert bringt.[37] Dieser kann seinen Ausdruck, beispielsweise, darin finden, dass der Arzt neue Informationen darüber erhält, wie er seine Arzneimitteltherapie, zugunsten des Patienten, weiter optimieren kann. Ein weiteres Beispiel, ist die Einladung zu einer für den Arzt kostenlosen wissenschaftlichen Fortbildungsveranstaltung: Im Rahmen solcher Veranstaltungen, können anwesende Ärzte einen Vortrag eines anerkannten Experten, über die neuesten wissenschaftlichen Erkenntnisse eines bestimmtes Themas, verfolgen und sich in der anschließenden Frage- und Diskussionsrunde aktiv beteiligen.

Damit Vertriebsmitarbeiter von pharmazeutischen Unternehmen den hohen Anforderungen zur Bewältigung ihrer anspruchsvollen Tätigkeit gerecht werden, hat der deutsche Gesetzgeber juristische Voraussetzungen geschaffen, die sicherstellen, dass nur Menschen

[36] Vgl. Hoffbauer, B. (2011), S. 43
[37] Vgl. Matera, Andre (2009), S. 70

mit einer bestimmten Fachkompetenz Mediziner besuchen: So dürfen, laut Paragraph 75 Absatz 1 des Arzneimittelgesetzes, pharmazeutische Unternehmen nur Personen mit der erforderlichen Sachkenntnis beauftragen, Angehörige von Heilberufen aufzusuchen und diese fachlich zu informieren. Dazu gehören, laut Paragraph 75, Absatz 2 Satz 3, auch Personen, die eine Weiterbildung zum staatlich geprüften Pharmareferenten (IHK) absolviert haben.

Um die im Gesetz geforderte Sachkenntnis zu erwerben, müssen angehende Pharmareferenten einen sehr anspruchsvollen, circa eintausend Unterrichtsstunden umfassenden, Fortbildungsgang, mit den folgenden Sechs Fächern, absolvieren:

1. *Naturwissenschaftliche Grundkenntnisse*
   (Physik, Chemie, Biochemie, Biologie)

2. *Medizinische Grundkenntnisse (Anatomie/Physiologie)*
   (Physiologie und Anatomie)

3. *Pharmakologie, Pharmakotherapie und Krankheitsbilder*
   Hierzu zählen im Einzelnen die Fächer
   Allgemeine Pharmakologie
   Pharmazie und pharmazeutische Technologie
   Allgemeine Pathologie
   Pharmakoprofile und Pharmakotherapie häufiger Krankheiten

4. *Lernkomplex bestehend aus Drei Bereichen:*
   Wirkstoffgruppen mit Anwendungen und pharmakologische Eigenschaften sowie Anwendungsformen
   Krankheitsbilder mit Ursachen und pathophysiologischen Vorgängen
   Krankheitsbilder und Verknüpfung mit Arzneimitteltherapien.

5. *Rechtsvorschriften im Gesundheitsbereich*
   Deutsches Arzneimittelrecht
   Europäisches Arzneimittelrecht
   Heilmittelwerbung

Gesundheitsmanagement und Gesundheitsökonomie

6. *Marketing im pharmazeutischen Umfeld, Kommunikation*
   Pharmazeutischer Markt (Marktteilnehmer, Marktdaten, Wettbewerbsverhalten)
   Pharmamarketing (Marketinginstrumente und Produktmanagement)
   Erfolgreiches Führen von Verkaufsgesprächen (Produktpräsentation, Psychologie, Zeitmanagement)[38]

Trotz des vielfältigen Themenspektrums können sich auch „Fachfremde", wie sie beispielsweise Absolventen kaufmännischer Berufe darstellen, je nach anbietender Institution und Fortbildungsvariante (Voll- oder Teilzeit), innerhalb eines überschaubaren Zeitraumes von Drei bis Sechs Monaten zum staatlich anerkannten Pharmareferenten (IHK) ausbilden lassen. Das Ausbildungskonzept und die darin enthaltenen Lerninhalte bieten sich somit als Grundgerüst zur Entwicklung eines allgemeinen Schulungsplanes zur Vermittlung von „Gesundheitskompetenz", geradezu an: Daher wird dieser Rahmen im folgenden Abschnitt aufgegriffen und an die Bedürfnisse der allgemeinen Bevölkerung angepasst.

2.4 Lehrinhalte zur Vermittlung von „Gesundheitskompetenz"

Die Ausbildungsinhalte der Fortbildung zum Pharmareferent dienen in erster Linie dazu, den künftigen Vertriebsmitarbeiter darauf vorzubereiten, den Anforderungen der drei Interessensgruppen Arzt, Arbeit- und Gesetzgeber gerecht zu werden.

Die wesentlichen Anforderungen der Anspruchsgruppen sind im Folgenden aufgelistet:

1. *Anforderungen des Arztes an den Pharmareferenten*

- Neue Informationen zum beworbenen Produkt
- Beratung und Information zum beworbenen Produkt
- Anwendung, Dosierung und Darreichungsform des Arzneimittels
- Wirkmechanismus des Arzneimittels
- Nebenwirkungs- und Wechselwirkungsprofil des Arzneimittels

[38] Vgl. Berufsverband der Pharmaberater e.V. Deutschland (2011)

- Kombinationsmöglichkeiten mit anderen Arzneimitteln
- Abgrenzung des beworbenen zu Wettbewerbsprodukten (Vor- und Nachteile)
- Einladung zu Fortbildungsveranstaltungen
- Beratung zu aktuellen gesundheitspolitischen Fragestellungen
- Austausch von Informationen bezüglich der Therapie in Krankenhäusern
- Beratung zur Praxisführung
- Abgabe von Praxisbedarf, wie zum Beispiel Kugelschreiber, Klebezettel, Patientenakten usw.
- Bereitstellung von Fachliteratur, beispielsweise in Form von Sonderducken

2. Anforderungen des Arbeitgebers an den Pharmareferenten

- Neueinführung von Produkten
- Neukundenakquise
- Erfüllung von Kennzahlen:
    - o Ausschließlicher Besuch von Ärzten einer vorgegebenen Selektion
    - o Erfüllung des Besuchsschnitts (beispielsweise Neun Besuche pro Tag)
- Planung der Besuche (Tourenplanung)
- Vor- und Nachbereitung der Arztgespräche
- Vorantreiben der eigenen Weiterbildung
- Administration, beispielsweise in Form der Musterdokumentation
- Dokumentation, beispielsweise in Form der Erstellung von Besuchsberichten
- Planung, Organisation und Durchführung von Workshops Meetings und Fortbildungsveranstaltungen.
- Teilnahme an Kongressen (auch durch Standdienst)
- Analyse der monatlich erscheinenden Verkaufszahlen
- Apothekenbesuche

3. Anforderungen des Gesetzgebers an den Pharmareferenten

- Der Pharmaberater hat, soweit er Angehörige der Heilberufe über einzelne Arzneimittel fachlich informiert, die Fachinformation nach § 11 a vorzulegen. Er hat Mitteilungen von Angehörigen der Heilberufe über Nebenwirkungen und Gegenanzeigen oder sonstige Risiken bei Arzneimitteln schriftlich aufzuzeichnen und dem Auftraggeber schriftlich mitzuteilen.

- Soweit der Pharmaberater vom pharmazeutischen Unternehmer beauftragt wird, Muster von Fertigarzneimitteln an die nach §47 berechtigten Personen abzugeben, hat er über die Empfänger von Mustern, sowie über Art, Umfang und Zeitpunkt der Abgabe von Mustern Nachweise zu führen und auf Verlangen der zuständigen Behörde vorzulegen.[39]

Diese Liste kann den Anspruch auf Vollständigkeit aller auszuführenden Tätigkeiten nicht erfüllen, erklärt jedoch die umfangreichen, im vorigen Abschnitt aufgelisteten, Ausbildungsinhalte der Fortbildung zum Pharmareferenten.

Der Bürger, Kunde und potentielle Patient des Gesundheitswesens benötigt, im Vergleich zum Pharmareferenten, einen weitaus geringeren Wissensschatz, dessen Schwerpunkt mehr im Allgemeinen als im Speziellen Bereich liegen muss: Um dieses Ziel zu erreichen bietet sich eine Kürzung, des bestehenden Ausbildungskonzeptes, um folgenden Themengebiete an:

1. Pharmazeutische Technologie im naturwissenschaftlich-medizinischen Bereich
Dieser Bereich beschäftigt sich mit der Herstellung von Arzneiformen oder auch Darreichungsformen.[40]

2. *Die Behandlung von Rechtsvorschriften in den Bereichen Heilmittelwerbung,*
Im Vordergrund der Fortbildung zum Pharmareferenten, stehen hierbei das Deutsche und Europäische Arzneimittelrecht, sowie die Heilmittelwerbung.

3. Erlernen der Fähigkeit zur Führung von Beratungsgesprächen
Dieses Fach dient primär der Stärkung kommunikativer Fähigkeiten, die der Pharmareferent in seiner täglichen Arbeit benötigt. Dazu zählen beispielsweise Präsentations- und Moderationsfähigkeiten, aber auch verkaufspsychologische Kompetenzen. Darüber hinaus werden in diesem Bereich spezielle Kenntnisse des Pharmamarktes (Marktteilnehmer, -Daten, -Verhalten, Wettbewerb) und des Pharmamarketings (Marketinginstrumente und -Management) vermittelt.

---

[39] Vgl. Arzneimittelgesetz (AMG) § 76: http://www.buzer.de/gesetz/7031/a140152.htm
[40] Arznei- oder auch Darreichungsformen beschreiben die Zubereitung, in der ein Arzneimittel verabreicht wird. Dabei werden Arzneiformen in flüssig (z.B. Sirup), fest (z.B. Filmtablette), halbfest (z.B. Salbe) und weitere (z.B. Pflaster oder Spray) eingeteilt.

Neben einer Kürzung der soeben genannten drei Teilbereiche müssen dem nun bestehenden Konzept in einem weiteren Schritt neue Wissensinhalte hinzugefügt werden, die sich mit der Entwicklung des deutschen Gesundheits- und Sozialsystems, beschäftigen. Dieser für jeden Bürger wichtige Wissenskomplex steht in der aktuellen Fortbildung zum Pharmareferenten nicht auf dem Lehrplan und wird, wenn überhaupt, nur kurz am Rande, im Rahmen fokussierter gesundheitsökonomischer Überlegungen angesprochen.

Die Ergänzung sowie regelmäßige Aktualisierung dieser Wissensinhalte sollte in Kooperation mit universitären Bildungseinrichtungen, die eine entsprechende Expertise besitzen, geschehen: Sowohl die Phillips Universität in Marburg oder die Universität Bayreuth sind Beispiele für solche Einrichtungen: Beide Universitäten bieten ein Studium zum Master of Business Administration (MBA) im Fach der Gesundheitsökonomie an, in dem auch Gesundheits- und Sozialsystem-relevante Fragestellungen intensiv behandelt werden. Darüber hinaus bietet die Phillips Universität in Marburg, neben ihrem MBA-Studium, eine berufsbegleitende und zertifizierte Fortbildung zum „Health Care Manager“ an, die sich bewusst an alle bereits im Gesundheitswesen tätige Personen richtet, die kein komplettes Studium absolvieren möchten.

Die Vermittlung aller erforderlichen Inhalte zur Aneignung einer allgemeinen „Gesundheitskompetenz“ konzentriert sich somit auf die folgenden vier in Abbildung 5 dargestellten Qualitätsbereiche:

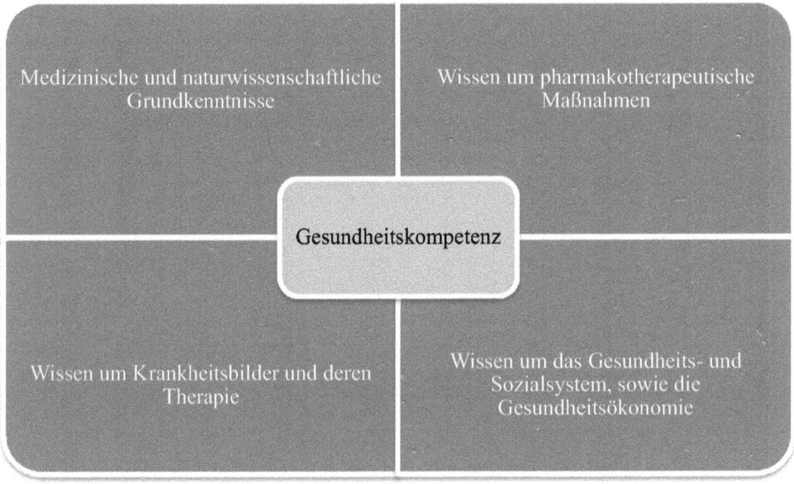

Abbildung 5: Die Vier Bausteine zur Erlangung von „Gesundheitskompetenz“[41]

1. Medizinische und naturwissenschaftliche Grundkenntnisse

Wie in der Mathematik die Grundrechenarten die Basis dafür schaffen um Algebra zu erlernen, so sind in der Medizin die Kenntnisse über die Anatomie und Physiologie des Menschen von fundamentaler Bedeutung um beispielsweise die Wirkweise von Arzneimitteln nachvollziehen zu können.

Der Lehrplan an allgemeinbildenden Schulen sieht bereits die Vermittlung von Wissen in den naturwissenschaftlichen Bereichen Biologie, Physik und Chemie vor. Diese bereits bestehenden Fächer müssen nun um medizinische Grundlagen in den folgenden Bereichen ergänzt werden:

Anatomie

Das Ziel der Lehre anatomischer Kenntnisse ist es, einen Überblick über die Lage, Gestalt und Struktur von Zellen, Geweben, Organen und Körperteilen zu erhalten.[42]

---

[41] Eigene Darstellung

[42] Vgl. Lippert, H./Herbold, D./Lippert-Burmester, W. (2006), S. 2

Physiologie

In diesem Fach wird dem Lernenden ein Grundverständnis darüber vermittelt, welche biochemischen und physikalischen Vorgänge in den menschlichen Zellen, Geweben und Organen stattfinden und wie sie im Gesamtorganismus zusammenwirken.[43]

Pathologie

Dieser Teilbereich der Medizin führt zum Verständnis der Zusammenhänge zwischen Herkunft, Entstehung und Verlauf bestimmter Erkrankungen, einschließlich deren Symptome.[44]

2. Wissen um pharmakotherapeutische Maßnahmen

Allgemeine Pharmakologie

Um möglichst objektiv, das Nutzen- Risiko-Verhältnis einer bestimmten Pharmakotherapie einschätzen zu können, sind pharmakologische und pharmakotherapeutische Kenntnisse für den Patienten unverzichtbar.

Das Erlernen pharmakologischer Aspekte hat zum Ziel, Wissen über die Wechselwirkungen zwischen Arzneistoff und Organismus zu erlangen.[45] Dabei wird die Betrachtung auf die Beantwortung zweier wesentlicher Fragen eingegrenzt, die sich auf die Prozesse der *Pharmakodynamik und Pharmakokinetik*, beziehen:

- Wie sieht der Wirkmechanismus eines bestimmten Arzneistoffs am Wirkungsort aus? Oder anders ausgedrückt, „was macht die Substanz mit dem Körper“? (*Pharmakodynamik*)
- Wie verteilt und verändert sich ein Arzneistoff im Körper und wie wird er ausgeschieden? Oder anders ausgedrückt, „was macht der Körper mit der Substanz“? *(Pharmakokinetik[46])*

---

[43] Vgl. Lang, F./Lang, P. (2007), S. 2
[44] Vgl. Böcker, W./Heitz, P.U. (2008), S. 3
[45] Vgl. Aktories, K./Förstermann, U./Hofmann, F.B./Starke, K. (2009), S. 2
[46] Vgl. Aktories, K./Förstermann, U./Hofmann, F.B./Starke, K. (2009), S. 3

Pharmazie

Die Gabe von Arzneimitteln hat stets einen zweischneidigen Charakter: Einerseits ist die Einnahme eines Medikaments mit der entsprechend erwünschten Wirkung und somit der Linderung des Leidens verbunden. Andererseits kann das eingenommene Medikament, neben den erwünschten auch unerwünschte Wirkungen, die sogenannten Nebenwirkungen entfalten.

Die Pharmazie ist ein breites wissenschaftliches Feld, wobei sich das, für den Laien, benötigte Wissen auf die Entwicklung, Beschaffenheit und Wirkung von Arzneimitteln eingrenzen lässt. Da das Verständnis dieser Themenbereiche grundlegende Kenntnisse der Biologie, Chemie und Physik voraussetzt, kann dieses Fach, neben der Vermittlung pharmazeutischen Wissens, auch als Wiederholung und "Lernverdichter" für die klassisch gelehrten naturwissenschaftlichen Fächer dienen.

3. Wissen um Krankheitsbilder und deren Therapie

Das in den soeben genannten medizinischen und naturwissenschaftlichen Teilgebieten erworbene Wissen mündet anschließend in einer Darstellung und Beurteilung wesentlicher Krankheitsbilder sowie deren pharmakologischen Therapiemöglichkeiten.

Überernährung und Überalterung der deutschen Bevölkerung führen beispielsweise zu einem Ansteigen der Zivilisationskrankheiten, die sich unter Anderem in Herz- und Gefäßerkrankungen, Diabetes mellitus Typ 2 und Arthrose äußern.[47] Bevor sich diese Erkrankungen manifestieren gehen ihnen bestimmte Symptome voraus, die, wenn Sie zeitnah erkannt, gedeutet und frühzeitig behandelt werden, dazu führen können, die Langzeitprognose des Patienten deutlich zu verbessern. Man denke in diesem Zusammenhang nur an den Brustkrebs, dem am häufigsten bösartig auftretenden Tumor in der Brustdrüse des Menschen und hierbei vorwiegend bei Frauen: In der westlichen Gesellschaft ist der Brustkrebs, die am häufigsten auftretende Krebsart und auch diejenige, an der die meisten Frauen versterben. Vor diesem Hintergrund bekommt die Früherkennung eine besondere Bedeutung: Je früher ein Brustkrebs entdeckt wird, desto besser die Prognose auf eine komplette gesundheitliche Genesung.

---

[47] Vgl. Kingreen, T. (2008), S. 92

Eine Frau kann Ihre Heilungschancen also verbessern, wenn sie Kenntnisse über das Krankheitsbild besitzt und weiß, dass eine oder mehrere der folgenden Symptome auf einen Tumor in der Brust hinweisen:

- Eine Änderung der Größe oder Form der Brust;
- Eine unterschiedliche Bewegung der Brüste beim Anheben der Arme;
- Einziehungen der Haut oder einer Brustwarze;
- Veränderungen der Farbe oder der Empfindlichkeit der Brusthaut, des Warzenvorhofes oder der Brustwarze[48]

Wissen um das Gesundheitssystem und die Gesundheitsökonomie

Das Wissen um das Gesundheitssystem mit seinen Akteuren, Strukturen und Funktionsprinzipien wird zukünftig das Fundament dafür sein, um als Bürger an der gesundheitspolitischen Diskussion dieses, für unsere Gesellschaft zentralen, Themas teilzunehmen.[49] Für Patienten ist beispielsweise das Wissen um die garantierten Leistungen der gesetzlichen Krankenversicherung die Grundlage dafür, bestimmte Rechtsansprüche geltend zu machen und diese, falls nötig, auch gerichtlich durchzusetzen. Darüber hinaus kann der um das Budget des Hausarztes informierte Patient mit Selbstvertrauen ein innovatives Arzneimittel bei seinem Arzt einfordern oder diesen wechseln.

Zum Bereich Gesundheitswesen gehören darüber hinaus aber auch dessen Finanzierungskonzept und die immerwährende Diskussion darüber, wie ein zukunftsfähiges Finanzierungsmodell aussehen könnte. Dabei ist es eine Tatsache, dass es in der aktuell geführten Finanzierungsdebatte um das deutsche Gesundheitswesen nur wenige Diskussionsteilnehmer gibt: Die breite gesellschaftliche Masse ist derzeit nicht in der Lage, die öffentlich und politisch geführten Debatten um das Gesundheitswesen nachzuvollziehen, geschweige denn, sich aktiv an ihr zu beteiligen.[50] Dafür wären grundlegende Kenntnisse der Gesundheitsökonomie erforderlich, die mit ihren

[48] Vgl. Goldmann-Posch, U./Martin, R. R. (2008), S. 9
[49] Vgl. Bundeszentrale für politische Bildung (2011)
[50] Vgl. Arnason, V. (2005), S. 142

wissenschaftlichen Methoden maßgeblich an der Entscheidungsfindung der Gesundheitspolitik beteiligt ist.[51]

Die Gesundheitsökonomie versucht, vor dem Hintergrund zunehmend knapper Ressourcen im Gesundheitswesen, einen Ausgleich zwischen den medizinischen Therapiemöglichkeiten mit ihren Qualitätsunterschieden einerseits und Gerechtigkeitsüberlegungen sowie Finanzierbarkeitsaspekte anderseits, herzustellen.[52] Durch ihr Bestreben dieses, als „Magisches Viereck" zu bezeichnende, Spannungsverhältnis im Gleichgewicht zu halten, unterstützt die Gesundheitsökonomie somit das, im Sozialgesetzbuches Fünf gesetzlich festgeschriebene, Wirtschaftlichkeitsgebot, welches besagt, dass medizinische Leistungen „ausreichend, zweckmäßig und wirtschaftlich sein müssen; sie dürfen das Maß des Notwendigen nicht überschreiten. Leistungen, die nicht notwendig oder unwirtschaftlich sind, können Versicherte nicht beanspruchen, dürfen die Leistungserbringer nicht bewirken und die Krankenkassen nicht bewilligen".[53]

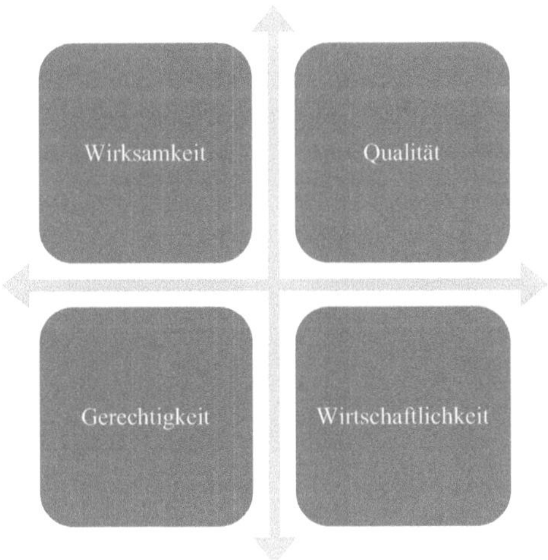

Abbildung 12: Das „Magische Viereck" der Gesundheitsökonomie[54]

---

[51] Vgl. Stoklossa, C. (2005), S. 38
[52] Vgl. Röder, N./Hensen, P. (2009), S. 16
[53] Vgl. Sozialgesetzbuch, § 12 SGB V
[54] Eigene Darstellung

2.5 Umsetzung der Lehrinhalte anhand des Beispiels „Gesundheitsführerschein"

In den vorangegangenen Abschnitten stand die Beantwortung zweier Fragen im Mittelpunkt des Interesses: Einerseits wurde deutlich, welchen Nutzen eine allgemein vorhandene „Gesundheitskompetenz", sowohl in individueller als auch in gesamtgesellschaftlicher Hinsicht, mit sich bringt. Andererseits wurde das bestehende Fortbildungsprogramm des Pharmareferenten als Basis herangezogen, um es mit Blick auf die für den Bürger relevanten Wissensinhalte anzupassen: Im Ergebnis konnten somit die Grundlagen für die Entwicklung eines Schulungsplanes, der die Vermittlung von „Gesundheitskompetenz" ermöglichen kann, erarbeitet werden.

Angesichts der geklärten Fragen nach dem Nutzen und den Inhalten, bleibt nur noch die Frage danach, wie eine allgemeine Vermittlung der bereits skizzierten Wissensinhalte zum Erwerb der „Gesundheitskompetenz" aussehen könnte. In diesem Zusammenhang wird die gesetzlich geregelte Einführung eines sogenannten „Gesundheitsführerschein" empfohlen, der, vor dem Hintergrund der zunehmenden individuellen und volkswirtschaftlichen Relevanz des Themas Gesundheit, von allen Bürger erworben werden muss: Der Besitzer erhält dabei, nach dem erfolgreichen Durchlauf aller Pflichtveranstaltungen, mit dem „Gesundheitsführerschein" einen Nachweis darüber, dass sowohl gesundheitsbezogene als auch Gesundheitssystem-relevante Grundkenntnisse beherrscht werden.

Um sicherzustellen, dass die vermittelten Themengebiete, und hierbei insbesondere die Inhalte der naturwissenschaftlichen und medizinischen Grundlagen, seitens der Kursteilnehmer nachvollziehbar und nachhaltig verstanden werden, empfiehlt es sich, die Aufnahme eines Bewerbers an ein Mindestalter, von 18 Jahren zu knüpfen. Hintergrund dessen ist die Tatsache, dass Vorkenntnisse der Kursteilnehmer erforderlich sind, die Schüler vor Abschluss der Sekundarstufe I nicht besitzen.

Weiterhin wäre die Festlegung einer gesetzlichen Altersgrenze, bis zu welcher der „Gesundheitsführerschein" erlangt werden sollte, empfehlenswert. Diese Altersgrenze liegt idealerweise vor beziehungsweise nicht zu weit hinter dem Eintritt in das Berufsleben und könnte als Richtwert, analog der ehemaligen Altersgrenze für die Heranziehung zum Zivil-/Wehrdienst, bei 23 Jahren liegen. Der Vorteil dieses Alters besticht vor allem dadurch, dass sowohl Studierende als auch berufstätige Personen, die noch am Anfang ihrer

Berufslebens stehen, zeitlich noch nicht den Einschränkungen unterliegen, wie sie für das spätere Berufsleben in Führungspositionen oder einem Familienleben mit Kindern kennzeichnend sind. Darüber hinaus lassen sich durch den Erwerb von Gesundheitskompetenz im Lebensalter zwischen 18- und 23 Jahren frühzeitig individuelle und verantwortungsbewusste Entscheidungen für einen gesunden Lebensstil treffen, die in einem fortgeschrittenen Alter nicht mehr möglich sind.

Erste Aufklärung zum Thema „Gesundheitsführerschein" können hierbei die Schulen der Sekundarstufe I schaffen, die zum Beispiel, neben der etablierten Berufsberatung, künftig auch eine „Gesundheitsberatung" anbieten könnten: Dabei werden die Gespräche rund um das Ziel „Gesundheitskompetenz" mit den Schülern, dann jeweils von einem Berater einer Krankenkasse, sowie eines Lehrers geführt.[55] Welche Krankenkasse Berater in die Schulen versendet, sollte vom Spitzenverband der Krankenkasse (SpiBu) festgelegt und koordiniert werden. Zudem wäre das Auslegen von Informationsbroschüren in Schulen, Krankenkassen, Bürgerämtern und vor allem in oft besuchter Freizeiteinrichtungen Jugendlicher wie Kinos, Diskotheken sowie Freibädern sinnvoll, um für Aufmerksamkeit für den „Gesundheitsführerschein" zu sorgen.

Die Anmeldung zum Kurs „Gesundheitskompetenz" mit seinen vier Modulen erfolgt seitens der Bürger in Eigenverantwortung bei den jeweiligen Bildungsträgern. Diese prüfen, ob die formalen Vorrausetzungen zur Zulassung erfüllt sind und leiten eine Information mit der Anmeldung als Kopie an die, für die Person verantwortliche Krankenkasse weiter. Die Krankenkasse wiederum prüft den Fall, nimmt erforderliche Dokumentationsaufgaben wahr und bestätigt dem Bildungsträger die Zahlungsübernahme. Somit ist auch geklärt, wer die Kosten für die Finanzierung des Gesundheitsführerscheins" trägt: Zwar tragen die gesetzlichen Krankenkassen durch die Kostenübernahme der Kurse einen zusätzlichen Mehraufwand, andererseits sind sie es, die von den positiven Auswirkungen der gesundheitlichen Aufklärung ihrer Mitglieder, in Form geringerer zukünftiger Gesundheitsausgaben, profitieren.

---

[55] Um eine bewusste oder unbewusste Einflussnahme seitens des Kassenvertreters auszuschließen, fungiert der Lehrer bei den geführten Gesprächen als Aufsichts- und Kontrollinstanz.

Geht man aktuell, für die Fortbildung zum staatlich anerkannten Pharmareferenten, von durchschnittlichen Kosten in Höhe von ungefähr 4.000 Euro[56] aus und subtrahiert die für Laien nicht benötigten Lehrinhalte, die circa einen Umfang von 30 Prozent ausmachen, ergibt sich ein reduzierter Betrag in Höhe von 2.800 Euro. Aufgrund der Tatsache, dass vor der Einführung einer solchen Bildungsinitiative Rahmenverträge für die künftigen Kursteilnehmer mit den Bildungsträgern geschlossen werden, lässt eine weitaus geringere Fortbildungssumme pro Person für realistisch erscheinen. Trotz der potentiell günstigeren Fortbildungskonditionen, gehen die folgenden Ausführungen von dem konservativen Wert in Höhe von 2.800 Euro aus.

Wäre der Gesundheitsführerschein 2011 bereits Realität gewesen, so ergäbe sich für eine Kalkulation der gesamten Fortbildungskosten folgendes Bild: Laut den Berechnungen des Statistischen Bundesamtes lebten Ende 2011 insgesamt 827.000 Personen im Alter zwischen 18 und 23 Jahren in Deutschland.[57] Die Multiplikation der Gesamtpersonenzahl in der oben genannten Altersgruppe mit den Fortbildungskosten von 2.800 Euro pro Person ergibt eine Summe in Höhe von insgesamt 2.315.600.000 Euro.

Der Überschuss der gesetzlichen Krankenversicherung (GKV) liegt für das Jahr 2011 bei 4,4 Milliarden Euro.[58] Das bedeutet, dass die Fortbildungskosten für den „Gesundheitsführerschein", in Höhe von 2,3 Milliarden Euro komplett durch die erwirtschafteten Überschüsse der GKV finanziert werden könnten. Mehr noch: Der GKV stände nach Abzug der konservativ hoch angesetzten Fortbildungskosten noch ein zusätzlicher Betrag in Höhe von 2,1 Milliarden Euro zur Verfügung.

Zudem sei an dieser Stelle erneut auf die aufgrund mangelnder Therapietreue verursachten Kosten im deutschen Gesundheitssystem hingewiesen, die in zahlreichen gesundheitsökonomischen Publikationen sowie der Bundesvereinigung Deutscher Apothekenverbände (ABDA) mit einem jährlichen Volumen von 10 Milliarden Euro beziffert werden.[59] Das heißt beispielsweise, dass eine durch gesundheitliche Bildung

---

[56] Der Durchschnittswert von ungefähr 4.000 Euro ergibt sich beim Verrechnen der Fortbildungskosten der Drei Anbieter „Pharma-Akademie" (3.990 Euro), „Akademie für Pharmaberufe" (3.675 Euro) und „1. Internet Pharmaschule" (4.500 Euro).

[57] Vgl. Statistisches Bundesamt Deutschland (2011a)

[58] Vgl. Woratschka, R. (2011)

[59] Eine Metaanalyse, der die genannten Zahlen entnommen sind: Gräf, M., Die volkswirtschaftlichen Kosten der Non-Compliance; Schriften zur Gesundheitsökonomie Bd. 56, Bayreuth 2007.

verursachte Verbesserung der Compliance Rate um nur dreiundzwanzig Prozent zu einer Deckung der Bildungsausgaben führen würde.

Die konkrete Umsetzung der Fortbildung findet im Rahmen von Präsenzveranstaltungen statt, die eine aktive Mitarbeit der anwesenden Kursteilnehmer fördern. Dabei bestätigt der Kursteilnehmer am Ende jeder Präsenzphase mit seiner Unterschrift die Anwesenheit vor Ort. Die Teilnahme an Prüfungen sollte freigestellt sein. Allein die persönliche Teilnahme an allen vorgesehenen Kursen sollte ausreichend sein, um den „Gesundheitsführerschein" zu erwerben. Für Kursteilnehmer, die einen Beruf im Gesundheitswesen anstreben, sollte darüber hinaus jedoch die Möglichkeit bestehen an den IHK-Prüfungen teilzunehmen und sich die erworbenen Leistungsnachweise in der künftigen Ausbildung oder im angestrebten Studium anrechnen zu lassen. Vorrausetzung hierfür wäre allerdings die Vergabe sogenannter Credit-Points, die es bisher nur beim Hochschulstudium gibt. Der Gesetzgeber wäre also im Falle des „Gesundheitsführerscheins" gefordert, die Möglichkeiten zur Vergabe von Credit-Points in den einzelnen Fächern sorgfältig zu prüfen, wobei ein positiver Bescheid einen zusätzlichen Leistungsanreiz für die Kursteilnehmer darstellen könnte.

3. Zusammenfassung

Die im Gesundheitswesen vorherrschende Sicht der Interessengruppen dem Menschen gegenüber, gleicht immer noch dem Menschenbild eines Mängelwesens, das einer gewissen Bedürftigkeit unterliegt. Diese Bedürftigkeit entspringt der Tatsache, dass es dem Menschen an medizinischen Kenntnissen mangelt.

Eine nähere Betrachtung der individuellen Bedürftigkeit des Menschen nach gesundheitlichen Dienstleistungen, lässt eine Einteilung seines Bedarfs in drei Klassen zu: Dem Bedürfnis nach gesundheitlicher Wiederherstellung, dem Bedürfnis nach gesundheitlichem Erhalt, sowie dem Bedürfnis nach gesundheitlicher Optimierung.

Analog dieser Bedürfniskategorien macht das heutige Gesundheitswesen seinen Kunden zahlreiche Versprechen, die darauf abzielen sich selbst zu erhalten und zu stabilisieren. Die "Medikalisierung" des Lebens, wie wir sie heutzutage erleben, spielt hierbei eine nicht zu unterschätzende Rolle: Fordert und fördert sie doch ein Abhängigkeitsverhältnis, welches darin begründet liegt, dass das Gesundheitswesen für nahezu jede Unannehmlichkeit die passende Arznei parat zu haben scheint.

Um eine Änderung der aktuellen Situation des Menschen im derzeitigen Gesundheitswesen, die in weiten Teilen durch mangelnde Partizipationsmöglichkeiten gekennzeichnet ist herbeizuführen, ist es unter Anderem erforderlich, den Bürgern auf breiter Basis Zugang zu einer Allgemeinbildung zu gewähren, die darauf abzielt eine Art von „Gesundheitskompetenz" zu entwickeln: Nur auf dieser Grundlage wird der Einzelne dazu befähigt, eigenverantwortlich Entscheidungen über die Wiederherstellung, den Erhalt oder die Verbesserung seines persönlichen Gesundheitszustandes zu treffen, die er dann gemeinsam im Dialog mit dem Arzt umsetzt.

Vor dem Hintergrund des zunehmend gesetzlich reglementierten und daher komplexer werdenden Umfeldes des Gesundheitswesens, muss dem Bürger des 21. Jahrhunderts, neben medizinischer Basiskenntnisse, auch der Umgang mit dem Sub-System Gesundheitswesen vermittelt werden, um ihn in die Lage zu versetzen, das bestehende Geflecht der einzelnen Akteure und deren Interessen zu erkennen und zu verstehen. Somit kann es letztlich gelingen dem Kunden eine selbstbewusste und ernstzunehmende Verhandlungsposition gegenüber allen im Gesundheitswesen tätigen Interessensgruppen zu verschaffen.

Die Vorzüge eines, mit „Gesundheitskompetenz" ausgestatteten Patienten sind zahlreich, wobei im Rahmen der vorliegenden Arbeit die folgenden vier Vorteile hervorgehoben wurden:

1. *Förderung des Menschen zur selbstbestimmten Entwicklung der eigenen Gesundheit*
2. *Erhalt der individuellen Lebensqualität durch erhöhte Therapietreue*
3. *Sinkende volkswirtschaftliche Gesundheitsausgaben*
4. *Reduktion der, durch vermeidbare Medikamentenfehler verursachten, Todesfälle*

Um der deutschen Gesellschaft das erforderliche Wissen über die Medizin und das Gesundheitswesen zu vermitteln, wurde als konzeptioneller Rahmen die Fortbildung zum staatlich anerkannten Pharmareferenten (IHK) identifiziert. Für das Ausbildungskonzept spricht die Tatsache, dass es Menschen ohne medizinisch-naturwissenschaftliche Ausbildung, wie sie es beispielsweise Absolventen kaufmännischer Berufe sind, innerhalb einer überschaubaren Zeit von in der Regel circa drei bis sechs Monaten zu anerkannten Gesprächspartnern für Ärzte in Klinik und Praxis, qualifiziert.

Um zu einem konkreten Schulungsplan für eine allgemein-gesellschaftliche Vermittlung von „Gesundheitskompetenz" zu gelangen, wurden das Ausbildungskonzept des Pharmareferenten und die darin enthaltenen Lerninhalte an die Bedürfnisse des Bürgers angepasst: Dies vor allem deshalb, weil sich die Fortbildung des Pharmareferenten anhand der Interessen dreier Anspruchsgruppen, nämlich die des Arztes, des Arbeitgebers und des Gesetzgebers orientiert.

Weiterhin kann wurde festgehalten, dass der Kunde des Gesundheitswesens, im Vergleich zum Pharmareferenten, einen weitaus geringeren Wissensschatz, dessen Schwerpunkt mehr im Allgemeinen als im speziellen Bereich liegt, benötigt. Daher wurden die folgenden Themengebiete des bestehenden Ausbildungskonzeptes zum staatlich anerkannten Pharmareferenten (IHK) ersatzlos gestrichen:

1. *Pharmazeutische Technologie im naturwissenschaftlich-medizinischen Bereich*
2. *Die Behandlung von Rechtsvorschriften in den Bereichen Heilmittelwerbung,*
3. *Erlernen der Fähigkeit zur Führung von Beratungsgesprächen*

Neben einer Kürzung der soeben genannten drei Teilbereiche wurden jedoch auch neue Wissensinhalte hinzugefügt, die sich mit der Entwicklung des deutschen Gesundheits- und Sozialsystems, beschäftigen. Somit konzentriert sich die Vermittlung aller erforderlichen Inhalte zur Aneignung einer allgemeinen „Gesundheitskompetenz" auf folgende vier Qualitätsbereiche:

1. *Medizinische und naturwissenschaftliche Grundkenntnisse*
2. *Wissen um pharmakotherapeutische Maßnahmen*
3. *Wissen um Krankheitsbilder und deren Therapie*
4. *Wissen um das Gesundheitssystem und die Gesundheitsökonomie*

Die, im Rahmen der vorliegenden Arbeit vorgeschlagene Antwort auf die Frage, wie eine konkrete Umsetzung der skizzierten Wissensinhalte zum Erwerb einer allgemeinen „Gesundheitskompetenz“ aussehen kann, bietet die gesetzliche Einführung eines sogenannten „Gesundheitsführerschein“, der, vor dem Hintergrund der zunehmenden individuellen und volkswirtschaftlichen Relevanz des Themas Gesundheit, von allen Bürger im Alter zwischen 16 und 26 Jahren, erworben werden sollte.

Um sicher zu stellen, dass das bestehende Ausbildungskonzept qualitativen Kriterien genügt und somit nur noch quantitativ, und (eventuell) didaktisch, an die neue Zielgruppe angepasst werden muss, sollte die Vermittlung der Inhalte zum Erwerb von „Gesundheitskompetenz“ den Bildungsträgern übertragen werden, die bereits Erfahrungen bei der Qualifizierung von Pharmareferenten nachweisen können.

Erste Aufklärung zum Thema „Gesundheitsführerschein“ können hierbei die Schulen der Sekundarstufe I schaffen, die zum Beispiel neben der etablierten Berufsberatung, künftig auch eine „Gesundheitsberatung“ anbieten könnten. Das Auslegen von Informationsbroschüren in Schulen, Krankenkassen, Bürgerämtern und vor allem in Freizeiteinrichtungen von Jugendlichen wie Kinos, Diskotheken sowie Freibädern, sollten als unterstützende Maßnahmen in Betracht gezogen werden, um für Aufmerksamkeit für den „Gesundheitsführerschein“ zu sorgen.

Die Anmeldung zum Kurs „Gesundheitskompetenz“ mit seinen vier Modulen erfolgt seitens der Bürger in Eigenverantwortung bei den jeweiligen Bildungsträgern, wobei die Schulungsaufwendungen von den Krankenkassen übernommen werden sollten. Dies nicht zuletzt auch deswegen, weil die Krankenkassen von den positiven Auswirkungen der gesundheitlichen Aufklärung ihrer Mitglieder, in Form geringerer zukünftiger Gesundheitsausgaben, profitieren.

Literaturverzeichnis

Ärztemagazin (2011): *DFP-Allgemeinmedizin: Typ-2-Diabetes Makrovaskuläre Komplikationen.*
URL: http://www.aerztemagazin.at/dynasite.cfm?dsmid=61464&dspaid=824222

Ärzte-Zeitung (2011): *Praxisstudie bestätigt Risiko durch Sulfonylharnstoffe.*
URL:
http://www.aerztezeitung.de/medizin/krankheiten/diabetes/article/665872/praxisstudie-bestaetigt-risiko-durch-sulfonylharnstoffe.html

Ahrens, H. J. (2006): *Zwischen Solidarität und Eigenverantwortung.* In: Rebscher, H. (Hrsg.): Gesundheitsökonomie und Gesundheitspoltik – im Spannungsfeld zwischen Wissenschaft und Politikberatung. Medhochzwei Verlag.

Aktories, K./Förstermann, U./Hofmann, F.B./Starke, K. (2009): *Allgemeine und spezielle Pharmakologie und Toxikologie.* Elsevier GmbH, München.

Arnason, V. (2005): *Dialog und Menschenwürde.* LIT Verlag, Münster.

Berufsverband der Pharmaberater e.V. Deutschland (2011): *Berufsbild Pharmareferent.*
URL: http://bdp-pharmaberater.de/Aus--und-Weiterbildung/Berufsbild-Pharmareferent/

Bluthochdruck.de (2010): *Nur konsequente Medikamenteneinnahme hilft.*
URL: http://www.bluthochdruck.de/nur-konsequente-medikamenteneinnahme-hilft

Böcker, W./Heitz, P.U. (2008): *Pathologie.* 4. Auflage, Elsevier GmbH, München.

Börkircher, H. (2004): *Betriebswirtschaftliche Praxisführung für Ärzte: Steigern Sie Ihren Praxis-Erfolg in wenigen Schritten.* Springer Verlag.

Bundeszentrale für politische Bildung (2011): *Das Gesundheitswesen in Deutschland – Ein Überblick.* URL:
http://www.bpb.de/themen/EM53VQ,0,Gesundheitspolitik_Lernstation.html?lt=AAB383

Die forschenden Pharma-Unternehmen (2011): *Entwicklung des GKV-Arzneimittelmarktes 2010.* URL: http://www.vfa.de/de/wirtschaft-politik/entwicklung-gkv-arzneimittelmarkt-2010.html

Gesundheitsberichterstattung des Bundes (2011): *Einnahmen und Ausgaben der gesetzlichen Krankenkassen insgesamt in Mrd. Euro, je Mitglied in Euro und je Versicherten in Euro. Gliederungsmerkmale: Jahre, Bundesgebiete.* URL: http://www.gbe-bund.de/oowa921-install/servlet/oowa/aw92/dboowasys921.xwdevkit/xwd_init?gbe.isgbetol/xs_start_neu/&p_aid=3&p_aid=21073237&nummer=627&p_sprache=D&p_indsp=-&p_aid=97844562

Göke B et al. (2010): *Saxagliptin is non-inferior to glipizide in patients with type 2 diabetes mellitus inadequately controlled on Metformin alone: a 52-week randomized controlled trial.* In: The International Journal of Clinical Practice.

Goldmann-Posch, U./Martin, R. R. (2008): *Über-Lebensbuch Brustkrebs: Die Anleitung zur aktiven Patientin.* 4. Auflage, Schattauer Verlag, Stuttgart.

Gräber, R. (2008): *Diabetes – Die Zuckerkrankheit: Ernährung bei Diabetes.*
URL: http://www.diabetiker-experte.de/Diabetes_Ernaehrung.html

Gronemeyer, M. (1993). *Leben als letzte Gelegenheit.* Wiss. Buchgesellschaft, Darmstadt.

Hirsch, A. (2002): *Das Zuckerverbot.*
URL: http://www.diabsite.de/ernaehrung/zuckerverbot.html

Hoffbauer, B. (2011): *Berufsziel Life Sciences – Ein Karrierewegweiser.* Springer Verlag.

Lacina, K. (2009): *Tod - Grundbegriffe der europäischen Geistesgeschichte / Grundbegriffe der europäischen Geistesgeschichte.* Facultas.wuv.

Lang, F./Lang, P. (2007): *Basiswissen Physiologie.* 2. Auflage, Springer Medizin Verlag, Heidelberg.

Lippert, H./Herbold, D./Lippert-Burmester, W. (2006): *Anatomie – Text und Atlas*. 8. Auflage, Elsevier GmbH, München.

Lütgert, C. (2003): *Das Lipobay-Desaster*. In: Leif, T. (Hrsg.): Mehr Leidenschaft Recherche: Skandal-Geschichten und Enthüllungsberichte. Ein Handbuch zur Recherche und Informationsbeschaffung. Springer Verlag.

Matera, Andre (2009): *Health Care Business: Marktchancen digitaler Produkte*. GRIN Verlag.

Maulbecker/ Henke/Wernicke (2009): Auf der Suche nach dem Gesundheitssystem der Zukunft.URL:http://www.barmer-gek.de/barmer/web/Portale/Versicherte/Komponenten/gemeinsame__PDF__Dokumente/Publikationen/6-_20Wernicke,property=Data.pdf

Maurer, S. (2011): *Brustkrebs - Die wichtigsten Anzeichen*.
URL: http://www.netdoktor.de/Krankheiten/Brustkrebs/Symptome/

Medizininfo (2012): *Diabetes Selbsthilfe*.
URL: http://www.medizinfo.de/diabetes/therapie/selbsthilfe.htm

Miketta, G. (2001): *Gesünder, Jünger und Frischer*. URL: http://www.focus.de/gesundheit/news/medizin-gesuender-juenger-und-frischer_aid_190874.html

Ommerle, M. (2003): *Normalisierungsprinzip und Parteilichkeit als Leitideen in der Behindertenarbeit - Begleitung und Unterstützung körperbehinderter Menschen am Beispiel der Caritas Tagesstätte für schwerst körperbehinderte Erwachsene*. GRIN Verlag.
Partridge, A. H. et al. (2002): *Adherence to therapy with oral angioplastic agents*. J. Natl. Cancer Inst., Volume 94.

Pharmazeutische Zeitung online (2011): *Non-Compliance als gesundheitspolitische Nebenwirkung – Demoskopie und Problemanalyse am Beispiel der Rabattverträge*.
URL: http://www.pharmazeutische-zeitung.de/index.php?id=32572

Quester, W./Tschöpe, D. (2007): *Fahreignung, Fahrsicherheit und deren Begutachtung – Diabetes Mellitus*. In: Madea, B./Mußhoff, F./Berghaus, G. (Hrsg.): Verkehrsmedizin – Fahreignung, Fahrsicherheit, Unfallrekonstruktion. Deutscher Ärzte-Verlag GmbH, Köln.

Röder, N./Hensen, P. (2009): *Gesundheitsökonomie, Gesundheitssystem und öffentliche Gesundheitspflege*. Deutscher Ärzte-Verlag GmbH, Köln.

Schäfer, C. (2011): *Patientencompliance – Messung, Typologie, Erfolgsfaktoren. Durch verbesserte Therapietreue Effizienzreserven ausschöpfen*. Gabler Verlag, Wiesbaden.

Sperschneider, H. (2008): *Der Dialyse Ratgeber: Wie Sie sich auf ein verändertes Leben leichter einstellen*. Georg Thieme Verlag.

Stadtler, M. (2006): *Auf der Suche nach medizinischen Fachinformationen*. Waxmann Verlag.

Statistisches Bundesamt Deutschland (2009): *Bevölkerung Deutschlands bis 2060*. URL: http://www.bmi.bund.de/SharedDocs/Downloads/DE/Themen/Politik_Gesellschaft/DemographEntwicklung/bevölkerungsentwicklung_2060.pdf?__blob=publicationFile

Statistisches Bundesamt Deutschland (2011a): *Im Jahr 2010 weniger Todesopfer im Straßenverkehr denn je*. URL: http://www.destatis.de/jetspeed/portal/cms/Sites/destatis/Internet/DE/Presse/pm/2011/02/PD11__073__46241,templateId=renderPrint.psml

Statistisches Bundesamt Deutschland (2011b): *Bevölkerung*. URL: http://www.destatis.de/jetspeed/portal/cms/Sites/destatis/Internet/DE/Content/Statistiken/Bevoelkerung/Bevoelkerungsstand/Tabellen/Content75/AltersgruppenFamilienstand,templateId=renderPrint.psml

Steffers, G./Credner, S. (2006): *Allgemeine Krankheitslehre und Innere Medizin für Physiotherapeuten*. Georg Thieme Verlag.

Stoklossa, C. (2005): *Gesundheitsökonomische Evaluationsstudien als Instrument zur Entscheidungsunterstützung in der sozialen Krankenversicherung – am Beispiel europäischer Länder*. In: Graf, J.-M. (Hrsg.): Schriftenreihe des Instituts für Versicherungsbetriebslehre der Universität Hannover. Cuvillier Verlag, Göttingen.

Stopp, K. (2010): *Zukunftsmodell Sozialstaat: Ein Plädoyer für mehr Wohlstand*. Herbert Utz Verlag.

Vitols, S. (2003): *Viele Wege nach Rom? BASF, Bayer und Hoechst*. In: Streek, W./Höpner, M. (Hrsg.): Alle Macht dem Markt? Fallstudien zur Abwicklung der Deutschland AG. Campus Verlag.